AF503635

TRAITEMENT

DE LA

TUBERCULOSE

PAR L'ALTITUDE

TRAITEMENT

DE LA

TUBERCULOSE

PAR L'ALTITUDE

(ÉTUDES DE CLIMATOLOGIE ET DE THÉRAPEUTIQUE)

PAR LE

Dʳ G. LAUTH

Ancien interne des Hôpitaux de Paris.

———

PARIS

OCTAVE DOIN, ÉDITEUR

8, PLACE DE L'ODÉON, 8

—

1896

PRÉFACE

En publiant ces études sur le climat de montagne et le traitement de la tuberculose par l'altitude, je n'ai d'autre but que de faire connaître le résultat des observations que j'ai recueillies pendant deux années à Leysin, station climatérique du canton de Vaud (Suisse). Ne voulant pas faire l'histoire de cette station, je ferai mon possible pour dégager ces études de tout caractère local et envisager les faits à un point de vue général.

Quoique le traitement de la tuberculose par l'altitude soit connu et pratiqué depuis de longues années, ce n'est que depuis assez peu de temps que la question est entrée dans une voie d'études scientifiques. Les succès obtenus par les sanatoria de plaine, en Allemagne, ont donné l'idée de créer des établissements de ce genre à la montagne et de faire, dans ces nouvelles conditions, l'essai du traitement méthodique de la maladie. Si les résultats ont été jusqu'à présent très encourageants et ont entraîné la conviction de bien des médecins sur l'action spécialement favorable du climat de montagne, les documents publiés ne sont cependant pas encore assez nombreux, ni assez précis pour que l'on puisse actuellement entreprendre une étude complète et définitive de la question. Il n'est pas encore possible de régler avec une précision scientifique le traitement de la tuberculose par l'altitude; nous ne pouvons rien faire de plus que d'examiner les faits, étudier de quelle manière l'organisme réagit à la montagne, jusqu'à quel point cette réaction est favorable au traitement de la tuberculose, rechercher si tous les organismes sont influencés de la même manière et doivent être soumis au même traitement, etc.

Nous verrons qu'on a bien tort de conclure trop rapidement à la supériorité de tel ou tel climat et de poser des règles exclusives. De nos jours, où le tuberculeux n'est plus livré à lui-même dans les stations climatériques, surtout depuis la création des sanatoria où le malade est régulièrement observé et reçoit les conseils quotidiens de son médecin, la question de climat n'intervient plus dans le traitement d'une façon prédominante. Le climat n'est plus qu'un des éléments du traitement, élément très faible dans certains cas, d'une activité et d'une puissance considérables au contraire à la montagne; ses indications sont souvent délicates à apprécier et méritent, par conséquent, d'être étudiées de très près.

J'espère arriver au cours de ces études à

éclairer certains points obscurs, à réfuter
un grand nombre d'erreurs, et à donner
quelques conseils utiles aux médecins qui
enverront leurs malades à la montagne et
à ceux qu'un généreux élan poussera à entreprendre la création si désirée de sanatoria dans notre pays.

Dᵣ G. LAUTH.

Le Vésinet, 1896.

TRAITEMENT
DE LA TUBERCULOSE
PAR L'ALTITUDE

PREMIÈRE PARTIE

DE L'ALTITUDE
(MÉTÉOROLOGIE ET CLIMATOLOGIE)

I

Altitude et climat de montagne.

Le terme d' « altitude » communément em-
ployé pour désigner les stations de montagne
fréquentées par les tuberculeux doit être réservé aux régions situées, dans l'Europe centrale, entre 1,300 et 1,800 mètres. Faute de
se rendre compte des caractères climatologiques de ces régions, beaucoup d'auteurs se
servent indifféremment des termes de « montagne », « altitude », hauts plateaux », créant
ainsi une confusion qui laisse subsister dans

l'esprit une regrettable indécision et qui est l'origine d'assertions fantaisistes et erronées. Quand on résume le traitement climatérique de la tuberculose en ces termes : l'hiver dans le Midi, l'été à la montagne, on ne semble pas se douter qu'il existe entre les régions montagneuses inférieures et celles que nous étudions des différences radicales. De même quand on craint de laisser monter des tuberculeux à 1,500 mètres et qu'on leur conseille de s'habituer à l'air des hauteurs en séjournant d'abord à des stations intermédiaires, on redoute des accidents qui ne s'observent dans les ascensions qu'à 3,000 mètres et au delà. Aussi ne saurais-je trop insister sur ce fait, qu'il existe au point de vue climatologique une grande différence entre les stations de montagne situées au-dessous de 1,300 mètres, qui participent du climat indifférent des plaines et des vallées, et les régions qui s'élèvent environ jusqu'à 1,800 mètres. C'est à ces dernières qu'il faut, dans nos pays, réserver le terme spécial d'altitude.

Cette distinction est d'autant plus nécessaire que l'on tend aujourd'hui à méconnaître les caractères spéciaux du climat de montagne. Des stations telles que Goerbersdorf, Falkenstein, Vernet, dont l'altitude varie de 300 à 800 mètres, ont fait valoir les bienfaits de leur climat en les attribuant à leur situation élevée, à leur altitude. On y vante beaucoup la pureté de l'air, l'absence d'humidité, que nous décrirons plus loin parmi les caractères climatologiques des stations alpines de 1,500 mètres.

Il est certain que, dans tout pays, il suffit de s'élever à quelques centaines de mètres au-dessus du niveau moyen de la région pour trouver un air plus frais, plus pur, moins chargé de poussières, et en hiver, souvent moins humide; ces faits sont de connaissance vulgaire. La plupart des stations, recherchées en été pour leur fraîcheur ou la pureté de leur air, s'élèvent dans les pays de montagne au-dessus du fond des vallées et sont situées en général à des hauteurs de 800 à 1,000 mètres; dans les pays plats il suffit de collines de 200 mètres pour donner l'illusion de l'altitude et créer un grand contraste avec les chaleurs de la plaine environnante. Mais, de là à l'altitude proprement dite, il y a loin. Si, en été, le séjour des altitudes moyennes est plus agréable, il n'en est plus de même en hiver et souvent au printemps et à l'automne; les vents, les pluies, les brouillards y dominent, et leur climat diffère peu, dans ces saisons, de celui des régions inférieures.

Les régions d'altitude vraie, qui ne commencent qu'à 1,300 mètres, se comportent bien différemment à cet égard; il est inutile pour s'en convaincre de consulter les observations météorologiques. En quelque saison que ce soit, le voyageur qui s'élève au-dessus de 1,200 mètres, éprouve une sensation de bien-être intense; la fatigue qui, à priori, devrait augmenter à mesure que l'ascension se prolonge, disparaît, la respiration est plus facile, les forces vitales semblent s'accroître, plus d'essoufflement, plus de transpirations. C'est qu'en réalité on change de climat dès qu'on atteint l'altitude de 1,300 mètres; l'impression est surtout vive en hiver, où le contraste des brumes, des brouillards, du froid qui règnent dans les plaines et les vallées, avec la clarté, l'insolation, la sécheresse des régions supérieures, devient saisissant.

Nous établissons donc, au point de vue de l'altitude, trois zones bien caractérisées : 1° la plaine et les régions montagneuses inférieures; 2° les régions montagneuses moyennes, comprises entre 1,300 et 1,800 mètres, dans lesquelles doivent être situées les stations pour les tuberculeux et qui font l'objet spécial de ces études; 3° les régions alpines supérieures.

Cette classification s'applique aux pays de l'Europe centrale ; elle pourrait n'être pas exacte pour toutes les latitudes. On a prétendu en effet que, suivant les latitudes, les caractères du climat de montagne se retrouvaient à des altitudes très différentes. C'est ainsi qu'il faudrait monter à près de 4,000 mètres dans les régions équatoriales pour t... ... le climat dont on jouit dans les Alpe... ...ies à 1,500 mètres. Ce chiffre s'abaisserait progressivement à mesure qu'on se rapproche du nord, si bien qu'on retrouverait à 200 mètres dans le nord de l'Europe les caractères que nous étudierons plus loin dans les régions situées à 1,500 mètres. Ces assertions me paraissent exagérées; toutefois, n'ayant pas étucié sur place les climats de ces différents pays, je ne saurais les mettre en doute d'une façon absolue.

On a cité, pour confirmer l'analogie climatérique des régions alpines et des plaines boréales, le fait de la similitude de leur flore et même de leur faune; mais il y a lieu de remarquer, par exemple pour les fleurs, dont les organes se modifient très facilement sous l'influence des conditions climatologiques, que, si l'on retrouve les mêmes espèces dans les Alpes et dans les pays du nord, ces espèces diffèrent profondément par leur aspect extérieur; tandis que, dans nos montagnes, ces plantes s'élèvent à peine de terre, ont peu de feuillage et que leurs fleurs brillent de vives couleurs, celles des régions boréales sont élancées, ont des feuilles très développées, des corolles pâles; comment ne pas attribuer ces modifications caractéristiques à des différences de climat? Ce que nous savons aujourd'hui de l'action des divers éléments météorologiques sur le développement des organes des plantes nous permet de conclure que, dans les pays du Nord, l'insolation est beaucoup moins forte que dans les Alpes et que l'atmosphère y contient habituellement beaucoup plus de vapeur d'eau.

Du reste, la différence d'altitude suffirait à elle seule à établir une différence de climat. Le terme de « climat » servant à désigner l'ensemble des conditions météorologiques d'une localité, il faudrait une ressemblance complète de tous ces éléments pour conclure à l'identité de deux climats. Aussi le terme de climat de montagne, que nous adoptons dans ces études, présente-t-il quelque chose d'imparfait. A altitude égale, le climat d'une localité dépend absolument de son orientation, du régime général des vents de la région. Je n'ai donc pas la prétention de donner du climat de montagne une définition absolue, ni d'affirmer qu'on retrouvera, dans toutes les localités situées à 1,500 mètres, les mêmes caractères climatologiques. Nous verrons que, s'il est des caractères permanents qui se retrouvent toujours à l'altitude, il en est d'autres variables qui donnent leur cachet aux localités elles-mêmes. C'est ainsi que des stations de montagne sont beaucoup plus humides que d'autres ; il en est dont la température s'abaisse beaucoup en hiver et qui jouissent d'un climat essentiellement froid, tandis que d'autres, dont l'exposition est favorable, ont une température douce et toujours moins basse que celle des régions voisines. On risquerait donc de se tromper beaucoup en disant que le climat de montagne est un climat sec ou un climat froid ; un seul élément météorologique ne suffit pas à caractériser un climat.

Le terme de climat marin est, à ce point de vue, aussi imparfait que celui de climat de montagne, car il sert à caractériser les climats des côtes méditerranéennes et des côtes de l'Océan qui sont très différents l'un de l'autre.

Aussi ne chercherons-nous pas à donner trop de précision au terme de climat de montagne, nous occupant seulement d'étudier séparément les divers éléments dont il se compose, la manière dont ces éléments se combinent dans les différentes saisons, et les modifications qui résultent de leur action réciproque.

Cette étude nous montrera qu'on ne saurait attacher trop d'importance au choix d'une station d'altitude pour des malades qui doivent, comme les tuberculeux, passer en plein air la plus grande partie de leurs journées. On peut dire que si la cure d'air à l'altitude est facile en plein hiver dans une station bien exposée et bien abritée, elle devient presque impossible dans une localité qui, pour des raisons spéciales, serait humide ou balayée par les vents.

1.

II

Situation générale des stations d'altitude.

Avant d'aborder l'étude des différents éléments météorologiques, il me paraît utile de dire quelques mots de la situation générale des stations d'altitude. Le climat de ces stations présente, en effet, quelque chose d'artificiel et dépend en grande partie de circonstances purement locales; c'est ainsi qu'abritées du côté nord elles sont en général soustraites à l'action directe des vents froids du nord, si fréquents en hiver; exposées au midi, elles reçoivent, du matin au soir, la totalité des rayons du soleil; éloignées de grandes sources de production de vapeur d'eau, telles que lacs et torrents, elles jouissent d'une atmosphère remarquablement sèche, que ne troublent que rarement les brumes et les brouillards.

En imaginant une station très abritée, en outre, du côté de l'ouest, on pourrait la soustraire aux vents d'hiver qui amènent les mauvais temps, les neiges, les pluies et les brouillards. On aurait ainsi une station parfaite jouissant du climat idéal de montagne et où s'observerait un printemps perpétuel. Malheureusement il n'en peut pas être ainsi. Les stations qui sont très abritées ont peu de soleil et des hivers très froids ; celles, au contraire, que leur situation expose de l'est à l'ouest à la totalité des rayons du soleil, ont un climat très variable, une atmosphère sans cesse agitée par des vents et des courants d'air locaux.

Les stations de Davos et de Leysin représentent assez bien ces deux aspects et peuvent être considérées, au point de vue de leur situation générale, comme les deux types des stations d'altitude.

Davos est situé dans une vallée dirigée du nord-est au sud-ouest, de hautes montagnes l'abritent de tous côtés, les vents régionaux y ont peu d'intensité, ceux qu'on y observe dépendent surtout de circonstances locales, vents et brises de vallée; par contre, le soleil se lève plus tard et se couche plus tôt que dans les stations dont l'horizon n'est pas borné au midi; il en résulte que l'hiver y est généralement plus froid. De plus, sa situation au fond de la vallée et la grande agglomération des habitations y rendent l'atmosphère moins pure, chargée de poussières, de fumée et souvent de brumes; c'est un fait dont on se rend bien compte en s'élevant au-dessus du village dans les nombreux sentiers qui sillonnent les flancs des hauteurs voisines et où l'on retrouve la pureté remarquable de l'air des altitudes.

La station de Leysin, au contraire, est située sur le flanc d'une montagne qui s'élève du bas de la plaine à près de 2,500 mètres; exposée directement au midi, elle est remarquablement abritée du nord par la haute paroi à laquelle elle est adossée; son horizon du côté de l'est, du midi et du sud-ouest est borné par de hautes montagnes, assez éloignées pour permettre au soleil de l'inonder de ses rayons de son lever à son coucher, mais trop éloignées pour l'abriter des vents d'est et du sud fréquents au printemps et des vents d'ouest qui accompagnent les mauvais temps d'hiver. Sa situation sur la pente de la montagne, son sol perméable lui assurent un écoulement rapide des eaux et une absence totale d'humidité provenant du sol; pour la même raison, l'air y est d'une très grande pureté; les poussières, la fumée, les brumes, qui accompagnent inévitablement les grandes agglomérations humaines, y sont inconnues; les brouillards qu'on y observe malheureusement en assez grande quantité dépendent d'une circonstance tout à fait locale, le voisinage du lac de Genève.

Tels sont, en résumé, les avantages et les inconvénients des deux types de stations d'altitude. Il est difficile de proclamer la supériorité de l'un sur l'autre, mais, au premier abord, on ne peut manquer d'être frappé de la beauté d'une station située sur le flanc d'une montagne, dont l'horizon s'étend au loin, offrant à l'œil d'admirables points de vue et procurant des jouissances dont sont privées les stations situées au fond d'une vallée; ce fait a bien son importance, quand on songe à la vie triste et morne que mènent, dans un sanatorium, pendant de longs mois d'hiver, des malades en général habitués à toutes les distractions.

Ce court exposé suffit à montrer quelle est l'importance de la situation générale d'une station d'altitude. Les deux conditions essentielles que doit remplir une station de ce genre, sous peine d'être inhabitable pendant la plus grande partie de l'hiver, sont l'exposition au midi et la protection contre les vents habituels de la région ; suivant les circonstances locales, l'orientation pourra être dirigée vers le sud-est ou le sud-ouest. Mais ce n'est qu'à ces deux conditions qu'on peut être assuré de réunir les éléments du vrai climat de montagne.

Enfin, il ne faut pas oublier que, quelle que soit la situation d'une localité, les grandes dépressions barométriques amènent, comme partout, des mauvais temps; les pluies, les chutes de neige souvent prolongées pendant des semaines, les vents, les tempêtes, les brouillards ne sont pas inconnus à l'altitude ; ces inconvénients, inévitables, mais passagers ne pouvent être atténués que par des aménagements spéciaux dont nous nous occuperons à propos de l'organisation des sanatoria de montagne.

III

De la pureté de l'air.

La pureté de l'air des hauteurs est un fait banal signalé par tous les observateurs; en raison de son importance au point de vue de la cure climatérique, il mérite toute notre attention.

Des analyses bactériologiques d'air, pratiquées récemment par des aéronautes à des altitudes différentes, ont déjà fait entrevoir la diminution et la disparition des microorganismes à mesure qu'on s'élève dans les couches atmosphériques supérieures; mais les infiniment petits ne sont pas les seuls éléments qui peuvent ternir la pureté de l'atmosphère; des poussières organiques de toutes sortes, la vapeur d'eau elle-même, suivant leur quantité et leur état de condensation, représentent des impuretés qui vicient jusqu'à un certain point l'air que nous respirons. Des analyses précises portant sur ces différents points auraient un très grand intérêt et donneraient leur sanction scientifique à un fait dont nous ne pouvons actuellement parler que d'après l'observation.

Les impuretés de l'air peuvent être réduites à ces trois éléments : poussières organiques, molécules de vapeur d'eau et micro-organismes, qui les accompagnent presque fatalement. Suivant leur quantité, l'atmosphère est plus ou moins transparente. Si, dans les conditions ordinaires de la vie, nous ne remarquons pas les poussières qui flottent dans l'air que nous respirons, c'est que nous avons peu l'occasion d'observer des couches atmosphériques d'une épaisseur suffisante. Mais il suffit de s'élever sur une colline dominant une plaine ou une vallée et d'où la vue s'étend au loin, pour être frappé de la brume épaisse qui séjourne en permanence au contact du sol, et surtout au voisinage des habitations, et qui ne disparaît que sous l'action des vents violents. Ce phénomène est surtout marqué et intéressant à étudier à l'altitude. En réalité, il n'y a là rien qui ait lieu de nous étonner, la rareté des habitations humaines y supprime une des principales causes de poussières; en hiver, l'épais manteau de neige qui, pendant plusieurs mois, recouvre les montagnes, arrête absolument toutes les particules organiques qui se dégagent du sol. Aussi les personnes qui séjournent à la haute montagne sont-elles toujours frappées de la transparence de l'air, et de la rareté, de l'absence même de poussières dans les appartements, qui en est la conséquence naturelle; enfin une autre circonstance qui contribue beaucoup à maintenir la pureté de l'air, c'est la faible quantité de vapeur d'eau qui existe dans l'atmosphère des régions élevées, et dont nous reparlerons dans un chapitre suivant.

Ces faits, que le simple raisonnement pouvait déjà faire prévoir, qu'une observation journalière avait du reste mis hors de doute, se présentent en toute évidence à l'observateur placé à 4,500 mètres d'altitude et dont le regard embrasse, sur une grande étendue, toute l'épaisseur des couches atmosphériques.

En toute saison et quelque temps qu'il fasse,
on observe une délimitation, souvent remarquablement nette, entre les trois zones d'altitude que nous avons établies précédemment.
Cette délimitation, qui se justifie pleinement
par de profondes différences de climat et sur
laquelle nous aurons souvent l'occasion de
revenir, est rendue sensible à l'œil par la
grande pureté de la zone moyenne, celle qui
s'élève de 1,300 à 1,800 mètres environ. En
général et même par les temps les plus purs,
la couche atmosphérique qui s'élève de la
plaine jusqu'à 1,300 mètres est brumeuse;
depuis la simple brume jusqu'à l'opacité absolue tous les degrés peuvent s'observer; une
surface absolument unie sépare cette zone de
la suivante, qui est d'une transparence parfaite. Au-dessus de 1,800 mètres, des brumes,
des brouillards enveloppent souvent les sommets recouverts de neiges éternelles. L'atmosphère est en réalité composée de trois
couches distinctes correspondant aux trois
degrés d'altitude; le caractère le plus saillant
de la zone moyenne est sa pureté, qui persiste
presque toujours. Ce phénomène peut dispa-

raître momentanément dans les grandes dépressions barométriques, au moment des grandes tempêtes dont les effets se font sentir aussi bien sur les plus hauts sommets que dans le fond des vallées ; mais, dès que le calme est revenu, les brumes et les brouillards s'abaissent au-dessous de 1,300 mètres, les sommets restent enveloppés d'épais nuages, la zone moyenne seule reprend son inaltérable pureté.

C'est surtout en hiver, par les beaux temps, que le spectacle est frappant et saisissant par sa beauté. Si la zone supérieure, celle des hautes altitudes, ne se sépare pas d'une façon aussi tranchée de la zone moyenne, la zone inférieure, au contraire, remplie de brumes et de brouillards fait un contraste absolu avec la zone moyenne inondée de soleil ; la ligne de démarcation est absolument nette, et, pour peu que les brouillards aient une épaisseur suffisante, on observe le phénomène, si fréquent en hiver, de la « mer de brouillards » ; l'observateur, situé à 1,500 mètres, aperçoit alors, à 200 mètres environ au-dessous de lui, une surface plane que les rayons du soleil font resplendir d'un éclat éblouissant, qui s'insinue dans toutes les vallées, donnant l'illusion d'une immense nappe d'eau inondant toute la zone d'altitude inférieure.

On peut donc affirmer que l'air des altitudes est remarquable par sa pureté; si l'on songe, comme nous le verrons dans les chapitres suivants, que la plupart des éléments météorologiques, et par conséquent le climat, se présentent dans des conditions aussi avantageuses, on acquerra la conviction de ce fait, déjà sanctionné par l'expérience, que les sanatoria de montagne doivent être situés au moins à 1,400 mètres d'altitude.

IV

De la vapeur d'eau.
Son rôle et son importance.

La vapeur d'eau est un des éléments importants de l'air atmosphérique. Ce qui la caractérise essentiellement, au point de vue climatologique, c'est son inégale répartition suivant les saisons, suivant l'altitude, suivant la température, suivant enfin une infinité de circonstances, les unes locales, les autres générales. Elle est répandue à profusion sur les continents par les vents qui soufflent des mers et s'y condense sous forme de brouillards, de pluies, de neiges; elle diminue, au contraire, par les vents du nord secs, mais ne disparaît pas complètement. Elle retourne à l'atmosphère par une évaporation incessante, plus ou moins active, qui varie avec la température.

Elle enveloppe comme d'un manteau toute l'écorce terrestre et donne aux climats, aux saisons, leur principal caractère suivant sa quantité. Cette quantité est absolue ou relative; la notion de l'humidité relative est seule intéressante à connaître, elle exprime le rapport de la quantité d'eau contenue dans l'air à un moment donné, c'est-à-dire de l'humidité absolue, à la quantité que contiendrait l'air s'il était saturé. On sait que l'air chaud dissout beaucoup plus de vapeur d'eau que l'air froid; il faut donc, en été, une quantité de vapeur d'eau beaucoup plus grande pour que la condensation se produise, qu'en hiver; aussi l'hiver est-il, en général, la saison des brouillards, des mauvais temps. A quantité égale de vapeur d'eau en hiver et en été, l'humidité relative est plus forte en hiver. Avec une quantité absolue très faible de vapeur d'eau, si la température est très froide, on peut être plus près du degré de condensation qu'avec de grandes quantités de vapeur d'eau si la température est élevée.

Nous ne pouvons pas entreprendre une étude générale de l'humidité atmosphérique;

mais il fallait rappeler ces quelques notions élémentaires qui nous expliqueront bien des phénomènes spéciaux à l'altitude. Ce ne sont pas seulement les variations de l'état hygrométrique qu'il faut avoir présentes à l'esprit, quand on veut se rendre compte de l'importance de la vapeur d'eau dans l'appréciation du climat; il est indispensable de comprendre le rôle de la vapeur d'eau elle-même, la manière dont elle se comporte dans son mélange avec les autres éléments de l'air, pour modifier, suivant sa quantité, suivant son état de dissolution ou de condensation, un des éléments les plus importants de la climatologie, la température.

L'air est diathermane; les rayons de chaleur le traversent sans l'échauffer; arrivés sur le sol, ils sont absorbés et réfléchis plus ou moins rapidement suivant la nature de la surface absorbante. On sait, en effet, que les surfaces brillantes, et en général les surfaces de couleur claire, se rapprochant du blanc, renvoient la chaleur, s'échauffent très peu, tandis que les surfaces opaques et de couleurs foncées absorbent, surtout si elles sont noires, la totalité des rayons caloriques. Que la réflexion de ces rayons soit absolue et par conséquent immédiate quand ils tombent sur un sol blanc, couvert de neige, ou qu'elle soit au contraire ralentie quand la surface qui les reçoit est opaque ou de couleur foncée, le résultat est le même. Toute la chaleur reçue par le sol retournerait dans l'espace sans échauffer l'atmosphère, si la vapeur d'eau ne retenait ces rayons au passage, emmagasinant ainsi la chaleur émise par le sol, en modérant le départ, jouant, en somme, le rôle d'un revêtement protecteur qui empêche le refroidissement des couches atmosphériques au contact du sol. Ce passage incessant de la chaleur du sol à l'air, de l'air à la vapeur d'eau, de la vapeur d'eau à l'air, demande du temps; il n'en faut pas plus pour égaliser la température, pour ralentir le refroidissement. Peu à peu la chaleur est rendue à l'atmosphère qui se refroidit dans ses couches supérieures, car elles contiennent moins de vapeur d'eau. Mais au contact du sol où la quantité de vapeur d'eau est en général assez considérable, le refroidissement est extrèmement ralenti par ce processus.

On peut dire que la température d'un endroit
à un moment donné est une moyenne entre
la chaleur reçue et la chaleur perdue, moyenne
qui se maintient en équilibre tant que la source
de chaleur reste la même et que la quantité
de vapeur d'eau ne se modifie pas; or, ces
deux éléments varient, à tout instant, dans une
même journée et d'un jour à l'autre, ce qui
nous explique les variations de température.
Pour ce qui est de la vapeur d'eau, qui seule
nous occupe dans ce chapitre, on peut dire
que l'air est d'autant plus chaud qu'il en contient davantage; ce phénomène s'observe facilement en été, où la température est surtout
élevée par les jours orageux quand l'air est
chargé de brumes; il s'observe encore dans
les pays de montagne où, en été, l'air du fond
des vallées est beaucoup plus chaud que l'air
des hauteurs, qui se caractérise comme nous
le verrons, par une faible proportion de vapeur d'eau. C'est là la cause principale du
refroidissement des régions élevées de l'atmosphère; bien des personnes ne s'expliquent
pas l'existence des neiges éternelles sur les
hauts sommets, en réalité plus rapprochés du

soleil et soumis à une insolation beaucoup plus intense que les vallées; c'est que l'air, à ces hauteurs, contient très peu de vapeur d'eau et laisse passer, sans les emmagasiner, tous les rayons de chaleur.

Tel est le rôle général, au point de vue des phénomènes calorifiques, de la vapeur d'eau en dissolution dans l'atmosphère. Mais ce n'est pas tout; la vapeur d'eau n'est pas seulement dissoute dans l'air, elle s'y condense sous forme de brouillards, de nuages, et, sous cette nouvelle forme, elle joue un rôle purement mécanique. Les nuages, interposés entre le soleil et le sol, empêchent le sol de s'échauffer et en arrêtent le refroidissement. Si le sol est très chaud, la température restera chaude; si au contraire le sol est froid, gelé, recouvert de neige, la température restera froide, l'écran formé par les nuages supprimant la source de chaleur. C'est pour cela qu'en hiver les temps brumeux sont les plus froids; le soleil ne pouvant arriver au contact du sol, et le sol, surtout s'il est couvert de neige, étant froid. En été, le rayonnement nocturne, le refroidissement qui en résulte, et la rosée abondante des belles nuits d'été, sont supprimés quand le ciel est couvert; la température peut rester chaude, dans ces conditions, toute la nuit et ne présenter qu'une faible diminution au matin.

Telles sont, en résumé, les principales notions qu'il fallait rappeler pour expliquer le rôle de la vapeur d'eau atmosphérique ; nous aurons souvent l'occasion de les mettre à profit quand nous étudierons la température des stations d'altitude, dont les caractères essentiels dépendent en grande partie de la faible quantité de vapeur d'eau que contient l'air des hauteurs.

V

De la sécheresse de l'air.

Tous les voyageurs ont remarqué que l'air des altitudes est très sec. Bien des phénomènes d'observation journalière confirment ce fait. On sait, par exemple, que, dans les villages de montagne, les habitants conservent la viande en la laissant sécher en plein air; pour peu que la température soit froide et l'air sec, le phénomène de la dessiccation se produit simplement, sans qu'on observe la moindre trace de putréfaction.

L'évaporation active, que bien des circonstances favorisent, telles que la diminution de pression, l'intensité de l'insolation, mais qui résulte avant tout de la grande sécheresse de l'air, nous explique pourquoi les objets mouillés exposés à l'air sèchent plus rapidement

qu'à la plaine, pourquoi le sol conserve si peu
de temps l'humidité après les grandes pluies.
L'organisme lui-même éprouve parfaitement
l'impression de cette sécheresse ; après un
court séjour à l'altitude, la peau est remarquablement sèche ; les muqueuses, surtout celle
du pharynx, sont le siège de picotements qui
résultent d'une activité plus grande de la circulation et d'un état relatif de sécheresse ; les
sécrétions nasales sont taries, et il est de connaissance vulgaire qu'il suffit de s'élever dans
les montagnes pour faire avorter un rhume
de cerveau ; l'évaporation, dont les muqueuses
et toute la surface de la peau sont le siège,
explique, en partie, la soif intense qu'on éprouve
à l'altitude.

Du reste, on peut se rendre compte de la
sécheresse de l'air dans les régions d'altitude
en considérant, sous une grande épaisseur, les
couches atmosphériques, comme nous l'avons
déjà fait pour constater la pureté de l'air. Par
une belle journée, quand l'air est calme, le
baromètre haut, que ce soit en hiver ou en
été, on observe un état brumeux de l'atmosphère des régions inférieures ; à l'altitude de

1,300 mètres environ, l'opacité de l'air cesse brusquement pour faire place à une transparence parfaite, c'est évidemment qu'il y a moins de vapeur d'eau dans les régions supérieures. Cette limite est surtout tranchée dans certaines conditions spéciales, en hiver, en automne par exemple, quand les vallées, ne recevant que peu les rayons du soleil, sont très froides; l'humidité s'y condense, un brouillard épais s'élève alors du sol jusqu'à 1,300 mètres, l'air est saturé de vapeur d'eau; immédiatement au-dessus de cette zone, l'atmosphère conserve sa sécheresse habituelle, et l'hygromètre peut ne marquer que 20°, alors qu'à une centaine de mètres plus bas il est à 100°.

Il serait intéressant de savoir si la diminution de la vapeur d'eau, à mesure qu'on s'élève dans l'atmosphère, se fait suivant des lois fixes, suivant une progression définie, si elle est la même dans tous les pays et dans toutes les saisons; on n'a malheureusement sur ces différents points aucune donnée précise. Suivant les localités, suivant les saisons, les observateurs sont arrivés à des résultats différents, ce qui se comprend quand on songe à toutes les circonstances qui peuvent momentanément faire varier l'état hygrométrique. Le seul fait précis, et le seul du reste qui nous importe, est qu'à partir de 1,300 mètres d'altitude la diminution de la vapeur d'eau dans l'atmosphère est assez prononcée pour constituer un des caractères permanents du climat.

L'hygromètre ordinaire à cheveu est le seul instrument que nous avions à notre disposition pour l'étude de l'état hygrométrique ; d'un fonctionnement assez délicat et surtout inégal, il ne peut pas donner des indications d'une précision scientifique suffisante pour établir les lois qui président aux changements de l'état hygrométrique. Toutefois, malgré ses imperfections, il permet de se rendre compte, à un moment donné, de la proportion de vapeur d'eau contenue dans l'air et d'étudier un certain nombre de phénomènes importants. Les points extrêmes de sa graduation sont 0 et 100, qui marquent la sécheresse absolue et l'humidité totale, c'est-à-dire la condensation de la vapeur d'eau ; ses oscillations permettent d'observer les variations de l'état hygrométrique, c'est-à-dire de l'humidité relative. Ces variations sont incessantes ; il suffit que l'atmosphère se refroidisse légèrement, par exemple au coucher du soleil, pour que l'humidité relative augmente ; en quelques instants l'hygromètre passe de 50 à 70° sans que, pour cela, la quantité de vapeur d'eau ait augmenté.

Si l'on compare les données de l'hygromètre dans les différentes saisons, on arrive à cette conclusion très importante, que l'humidité relative à l'altitude est plus faible en hiver qu'en été ; en effet, dans les belles journées d'hiver, même quand le sol est couvert de neige, même quand l'intensité de l'évaporation fait « fumer la neige », et qu'on voit s'élever du sol de légères vapeurs, l'hygromètre peut ne marquer que 15 à 20° ; l'air est donc, dans ces conditions, d'une remarquable sécheresse, surtout si l'on songe que la température est voisine de 0°. Or, dans les journées d'été les plus chaudes, en apparence les plus sèches, il est rare que l'hygromètre descende au-dessous de 30°, il se maintient, en

général, aux environs de 40 et de 50°. On peut
donc affirmer qu'en hiver l'air est plus sec
qu'en été; ce fait était intéressant à préciser,
parce qu'il est spécial à l'altitude. Dans la
plaine, c'est tout le contraire qui se produit;
en hiver, l'humidité relative est plus grande
qu'en été; le beau temps est aussi plus rare,
en hiver, à la plaine qu'à la montagne, parce
que l'air de la plaine, contenant plus de vapeur
d'eau est toujours très près du degré de condensation; et l'on peut dire que, quoique l'humidité absolue soit plus forte à la plaine en
été qu'en hiver, l'humidité relative y est plus
faible. A la montagne, au contraire, l'humidité relative est toujours plus élevée en été
qu'en hiver.

Ces différents faits nous expliquent pourquoi les auteurs ont surtout signalé la sécheresse de l'air des altitudes en hiver; cela est
parfaitement exact, et cette seule notion suffit à nous faire entrevoir déjà pourquoi les
caractères du climat de montagne sont principalement accentués en hiver.

Nous venons de faire ressortir les deux
points importants qui caractérisent l'état hy-

grométrique à l'altitude : 1° l'air est en toute saison plus sec qu'à la plaine ; 2° en hiver l'humidité relative est plus faible qu'en été.

Il va sans dire que ces observations ne se vérifient que par les temps beaux et calmes ; elles représentent l'état normal de l'atmosphère. Or, bien des circonstances locales ou générales modifient la quantité de vapeur d'eau contenue dans l'air, ainsi que l'état hygrométrique. Nous avons déjà vu qu'un abaissement de température augmente l'humidité relative ; les nuages, en arrêtant le rayonnement et l'évaporation, maintiennent au contact du sol une plus grande quantité de vapeur d'eau ; les vents d'ouest très humides, qui soufflent au moment des grandes dépressions barométriques, saturent l'atmosphère d'humidité ; le voisinage de grands lacs est une source permanente d'humidité, que les plus faibles courants d'air, si fréquents dans un pays de montagne, condensent immédiatement sous forme de brouillards ; aussi les stations éloignées de lacs, de grands cours d'eau sont-elles beaucoup moins visitées par les brouillards. La nature du sol même suffit à modifier l'état hygrométrique; c'est ainsi qu'avec un sol sablonneux, un terrain incliné, l'air est beaucoup plus sec. Ce fait a surtout de l'importance en été, car, en hiver, le sol étant couvert de neige, sa nature influe peu sur l'état hygrométrique, tandis qu'en été, l'évaporation est une source d'humidité, qui se fait sentir dans les stations dont le sol est peu perméable; l'air est en général moins sec que dans les stations dont le sol est sablonneux.

Quoique les circonstances, qui augmentent la quantité de vapeur d'eau dans l'air et en amènent la condensation, soient passagères, elles n'en ont pas moins une importance capitale, car les écarts considérables de l'état hygrométrique qui s'observent dans ces conditions sont difficilement supportés par des malades qui doivent vivre du matin au soir en plein air. On comprend sans peine qu'un poumon, habitué à respirer dans un air extrêmement sec, soit défavorablement impressionné au moment de la condensation de la vapeur d'eau; les brouillards qui succèdent en quelques instants à une atmosphère très sèche, rendent la cure d'air très pénible. Ces grands contrastes n'existent pas dans les pays de plaine ou de faible altitude, dont l'état hygrométrique est en général élevé, surtout en hiver, et où les brouillards ne sont pas exceptionnels, comme à la montagne.

Aussi l'une des conditions essentielles, que doit remplir une bonne station d'altitude, est d'être autant que possible à l'abri des causes qui, à un moment donné, amènent de l'humidité, des brouillards. Avant tout, il faut éviter la proximité de grands lacs, de cours d'eau importants ; c'est à eux que certaines localités doivent d'être visitées par les brouillards, surtout au printemps et en automne, quelquefois pendant plusieurs semaines sans interruption. Les plus faibles courants d'air, les plus petites oscillations de la température suffisent à entraîner à la hauteur de la zone d'altitude les brumes et brouillards qui, par un temps calme et beau, resteraient dans les régions inférieures.

Il n'est pas moins important qu'une station soit protégée contre les vents d'ouest ; il n'est pas besoin pour cela de hautes montagnes ; un simple rideau d'arbres, une forêt épaisse suffisent à arrêter la vapeur d'eau dont sont chargés les vents d'ouest. On sait, en effet, que les condensations, les chutes de pluie et de neige, sont surtout abondantes dans les localités qui sont directement exposées à l'ouest; sur le versant opposé, l'air conserve ses caractères de sécheresse, à moins qu'il ne s'agisse de tempêtes et de bourrasques violentes que rien n'arrête. Ce rôle de filtration par les forêts a été parfaitement mis en lumière, dans ces dernières années, dans une station où les brumes et les brouillards étaient autrefois exceptionnels et qui, depuis qu'on a abattu une forêt qui la protégeait du côté de l'ouest, a vu augmenter considérablement la proportion des journées de brouillard.

On peut affirmer qu'une station d'altitude, qui sera soustraite à ces causes d'humidité accidentelle, conservera, pendant presque toute l'année et surtout en hiver, son atmosphère sèche qui caractérise le climat de montagne.

VI

Des précipitations atmosphériques.

a). *Des brouillards.* — On a écrit partout qu'à l'altitude il n'y avait pas de brouillards. Des affirmations de ce genre, lancées par des personnes qui avaient un intérêt spécial à faire valoir le climat de montagne, ont été reproduites par la plupart des auteurs, sans contrôle; il y a là une exagération manifeste.

On peut dire qu'il y a deux espèces de brouillards : les uns peu denses, mobiles, passagers dépendant de circonstances locales ou accidentelles, dont nous avons parlé dans le chapitre précédent, sont rares dans les stations bien situées, bien abritées et dont le sol est perméable; les autres, très denses, accompagnent inévitablement les mauvais temps. Qu'il neige ou qu'il pleuve, on est, à la montagne, dans les nuages, qui ne sont autre chose que des brouillards ; or, les mauvais temps ne sont pas toujours passagers. Comme dans tous les pays, ils arrivent à certaines époques et se prolongent souvent pendant plusieurs semaines. Il est certain que, dans ces conditions, bien des malades hésitent à continuer la cure d'air, craignant les refroidissements, car on leur a toujours prêché qu'il fallait éviter, à tout prix, les brouillards. Mon expérience m'a prouvé qu'ils sont, à la montagne, loin d'être aussi dangereux qu'on le prétend ; j'ai vu bien des personnes continuer par tous les temps, même en plein brouillard, leur vie en plein air, sans en être incommodées. Peut-être cette différence qu'on observe entre les brouillards de plaine et les brouillards de montagne tient-elle à la pureté de l'air, à l'absence de poussières et de micro-organismes ; en ce cas on pourrait dire que le brouillard de l'altitude est aseptique. Quoi qu'il en soit, j'ai observé que seuls les malades qui s'enferment au plus léger brouillard, s'enrhument, ont des grippes, des maux de gorge, et je suis persuadé que ces accidents, du reste légers et que je n'ai jamais vu avoir d'influence néfaste sur la marche de la tuberculose, tiennent beaucoup moins à l'action directe des brouillards qu'au changement de vie; un poumon, habitué à respirer un air pur, se congestionne et sécrète davantage dès qu'il respire dans un air confiné.

Les brouillards de la première catégorie n'ont aucune importance, ils ne sauraient modifier les caractères du climat; ce sont des vapeurs légères, entraînées, après les journées pluvieuses, le long des flancs de la montagne; elles s'élèvent du fond des vallées et se dissipent rapidement dès qu'elles rencontrent une atmosphère sèche. Les habitants des montagnes les désignent ordinairement sous le nom de brouillards secs, car ils ne donnent aucune impression d'humidité; leur mobilité, leur évaporation rapide empêche les vésicules de vapeur d'eau, qui les constituent, de s'accrocher aux vêtements. Ces brouillards sont exceptionnels en hiver; on ne les observe, en général qu'au printemps et en automne après la pluie. Ils ont une importance considérable dans les régions inférieures, où ils séjournent pendant les mois d'hiver et où ils maintiennent en permanence le froid et l'humidité. Jamais ils ne s'élèvent à la hauteur de la zone d'altitude ; c'est assurément ce contraste saisissant, que tous les voyageurs ont observé en hiver entre les deux zones, qui leur a fait dire que les brouillards n'existaient pas à l'altitude. Ce qui est vrai, c'est qu'en hiver les brouillards forment dans les plaines et les vallées une couche d'humidité condensée, qui ne s'élève pas au-dessus de 1,300 mètres.

Les brouillards de la deuxième catégorie peuvent s'observer à la montagne en toute saison ; en hiver, ils accompagnent les chutes de neige et durent aussi longtemps qu'elles ; le brouillard disparaît dès qu'il ne neige plus, et l'air reprend ses qualités habituelles. Ces brouillards, qui surviennent en même temps que les neiges et les pluies, ne sont plus à comparer aux autres au point de vue de l'impression produite sur l'organisme ; ils sont franchement humides et froids ; comme, en outre, ils s'accompagnent de forts vents, ils rendent le séjour en plein air assez difficile pour les malades délicats.

Dans les printemps pluvieux ils peuvent durer très longtemps; à cette saison la température est encore froide, l'air dissout peu d'humidité et, comme les pluies en apportent une grande quantité, elle se condense plus facilement. C'est pour la même raison que le mois d'octobre, en général pluvieux, est un mois de brouillards.

En été, la température habituellement plus chaude retarde la condensation de la vapeur d'eau; les nuages occupent de préférence la zone plus froide des hauts sommets de l'altitude supérieure; mais, pour peu que les mauvais temps se prolongent, la température s'abaisse, se rapproche de 0'; il n'en faut pas plus pour voir les brouillards descendre des hauteurs et occuper la zone d'altitude moyenne.

Comme dans tous les pays, on observe de grandes différences saisonnières suivant les années; aussi ne faut-il pas considérer comme absolues les considérations précédentes. Les brouillards importants de l'altitude varient comme le temps d'une année à l'autre. La première année que je passai à la montagne, il y eut un printemps remarquablement beau,

qui me fit croire que la formule de l'absence
de brouillards était vraie; l'année suivante, le
printemps fut détestable, il se prolongea jusqu'au mois de juillet; à tout instant, les brouillards envahissaient la montagne, obscurcis-
saient l'atmosphère, souvent pendant plusieurs
jours de suite.

b). *Des pluies.* — Les pluies offrent peu
d'intérêt dans l'étude du climat de montagne.
Elles n'existent pas en hiver; du mois de
novembre au mois de mars il ne tombe en
général pas une goutte de pluie. C'est au printemps, pendant les mois d'avril, mai, juin
qu'on en observe le plus souvent; en automne
c'est le mois d'octobre qui en a la spécialité ;
en été, elles sont rares, en général passagères,
ce sont des averses, des ondées succédant à
des orages qui éclatent sur les sommets. En
somme leur absence pendant les mois d'hiver
donne une moyenne de pluies beaucoup
plus faible pour la montagne que pour la
plaine.

c). *De la neige.* — On peut dire que la neige
est le caractère objectif le plus saillant de la

montagne en hiver. Outre son rôle prédominant au point de vue climatologique, elle a une importance purement esthétique qui séduit d'emblée tous ceux qui sont sensibles aux beautés de la nature ; elle a inspiré de nombreux littérateurs et poètes dont les descriptions enthousiastes sont encore loin de la réalité.

Les grands champs de neige immaculée au milieu desquels s'élèvent des rochers, dont les moindres reliefs sont détaillés par des lignes blanches, les forêts de sapins recouvertes d'une fine poussière neigeuse qui en dessine les plus petits détails, les sommets de faible altitude, en général dénudés et de couleur terne, prenant, dès qu'ils sont couverts de neige, l'importance des plus beaux glaciers et des cimes inaccessibles, par-dessus tous ces paysages un ciel d'une pureté absolue, d'un bleu intense, une lumière éblouissante, variant du matin au soir les tons du paysage et les faisant briller de toutes les couleurs de l'arc en-ciel; avec cela une atmosphère absolument calme et une température d'une agréable fraîcheur, tous ces éléments réunis constituent un ensemble qui caractérise essentiellement l'altitude en hiver et qu'on ne saurait trouver nulle part ailleurs.

La beauté de ce spectacle fait oublier bien vite les longues journées de mauvais temps pendant lesquelles le sol se recouvre de neige. Celle-ci peut tomber d'une façon intermittente ou au contraire d'une façon ininterrompue pendant huit à quinze jours et même davantage. Sa quantité varie beaucoup suivant les localités et il est difficile d'apprécier les circonstances dont elle dépend. En général, une station très abritée à l'ouest en reçoit moins ; les stations élevées, à 1,600 ou 1,800 mètres, en reçoivent davantage, car les mauvais temps d'octobre donnent déjà de la neige à cette altitude, alors qu'elle se résout en pluie à 1,400 mètres.

Pendant les mois de novembre et de décembre les chutes de neige sont peu importantes ; il arrive souvent que, pendant une nuit, le sol se recouvre de quelques centimètres de neige, sans que les journées cessent d'être belles et chaudes ; cette neige disparaît rapidement au contact des rayons du soleil, et l'on peut arriver ainsi jusqu'au mois de janvier, sans que ces bourrasques intermittentes aient accumulé une quantité de neige suffisante pour résister à l'ardente insolation de l'altitude.

C'est aux mois de janvier et de février surtout que la neige tombe en abondance; les grandes dépressions barométriques se prolongent assez longtemps, la température est plus froide, les vents d'ouest accumulent les brouillards qui arrêtent les rayons du soleil, et la neige finit en une quinzaine de jours par former une couche de un à deux mètres d'épaisseur, qui ne disparaît plus que lentement et progressivement dans le courant d'avril.

C'est aux mois de mars ou d'avril, suivant les années, que se produit le phénomène de la fonte des neiges, si redouté de la plupart des médecins qui envoient leurs malades à l'altitude, et dont je dois dire quelques mots. Il est parfaitement exact que dans les localités situées sur des plateaux ou dans le fond des vallées, surtout quand le sol n'est pas très perméable, la fonte de la neige au printemps accumule une quantité de boue glacée qui refroidit l'atmosphère et rend les routes et les sentiers impraticables ; ce sont évidemment là des inconvénients qui gâtent le printemps à l'altitude et lui enlèvent la douceur qui le caractérise dans les stations du versant méridional des Alpes et du Midi en général. Mais je dois dire que cette fonte des neiges n'est pas de longue durée et que ce n'est pas à elle que le printemps doit d'être souvent mauvais à la montagne.

Quant aux stations situées sur le flanc des montagnes et dont le sol a en outre l'avantage d'être poreux, les choses s'y passent bien différemment. Il n'y a pas, dans ces conditions, de fonte des neiges. Voici ce qu'on observe : la neige accumulée sous une grande épaisseur disparaît peu à peu par évaporation. Elle ne fond pas au contact du sol, qui est gelé et qui ne reçoit pas de chaleur du soleil ; à sa surface supérieure elle réfléchit les rayons de chaleur sans les absorber. Elle ne peut fondre dans ses couches superficielles que si l'atmosphère est chaude, ce qui n'est pas le cas, ou ne s'observe au moins que pendant peu de temps au milieu de la journée ; mais l'eau, qui se forme dans ce cas, retourne immédiatement à l'état de glace au contact des couches inférieures. Le phénomène réellement actif est celui de l'évaporation de la neige ; sa surface s'abaisse peu à peu en se creusant d'une infinité de petites cavités aux formes variées, produisant des dessins bizarres, des dentelures d'une finesse remarquable. Lorsqu'elle n'a plus qu'une épaisseur de quelques centimètres, le sol, étant mis à nu en plusieurs points, peut s'échauffer aux rayons du soleil ; la neige fond alors dans ses couches inférieures ; l'eau filtre et s'écoule le long des pentes si rapidement qu'il ne se forme pas de boue. C'est ainsi que j'ai vu une épaisseur de deux mètres de neige disparaître dans le courant d'un mois environ, sans que le sol ait été seulement mouillé ; il suffit pour cela que l'air soit très sec, le temps beau, le ciel découvert.

Mais il arrive quelquefois qu'au printemps, souffle un vent du midi, chaud ; le ciel se couvre en même temps de nuages ; dans ces conditions, le phénomène de l'évaporation ne se produit plus, la neige fond rapidement et en peu de jours d'énormes quantités d'eau forment des torrents souvent dévastateurs. C'est alors que les localités situées sur les pentes des montagnes profitent des avantages de leur situation ; l'écoulement rapide des eaux, leur absorption par le sol suppriment tous les inconvénients de la fonte rapide, si désagréable sur les plateaux et dans les vallées.

Que la neige tombe en plus ou moins grande quantité, que de petites bourrasques alternent avec de belles journées, ou que de grandes tourmentes de longue durée soient suivies d'une longue série de beaux jours, le résultat est le même, elle recouvre le sol pendant la plus grande partie de l'hiver, pendant au moins quatre mois.

La présence permanente de la neige sur le sol, en hiver, a une importance climatologique de premier ordre. Tout d'abord, en empêchant les poussières de se répandre dans l'atmosphère, elle contribue à maintenir l'air dans un état de pureté remarquable. Cette pureté absolue de l'air des altitudes en hiver, que des recherches microscopiques établiront un jour sur des bases précises, est parfaitement ressentie par les personnes qui ont l'habitude de la vie en plein air; dès que la neige est tombée, la respiration est plus facile, la muqueuse pulmonaire apprécie parfaitement la disparition des dernières traces d'impuretés, déjà si rares en temps ordinaire.

Mais le rôle le plus intéressant de la neige est celui qu'elle exerce sur la température; on peut presque affirmer que, sans elle, il n'y aurait pas d'hiver à la montagne.

La neige, en effet, réfléchit intégralement les rayons du soleil; aussi l'air ne s'échauffe-t-il pas malgré la plus vive insolation; il reste constamment au voisinage de 0°. De plus, en empêchant le sol de s'échauffer, la neige supprime la principale source de la chaleur qui se répand insensiblement dans l'air. Il n'est pas exagéré de dire, qu'en l'absence de neige la température, en hiver, serait celle du printemps et de l'été, et que la végétation n'attendrait pas le mois d'avril pour se manifester. Des exemples fréquents le prouvent; on cite des mois de janvier ou février sans neige, pendant lesquels la température a été si élevée que les habitants ont pu s'habiller comme en été. Il n'est pas rare de trouver en plein hiver, dans des endroits abrités, n'ayant pas reçu de neige et exposés au soleil, des fleurs qui habituellement ne se montrent qu'en avril et mai. On fait souvent, à la montagne, des bouquets de violettes, de primevères, de polygalas, d'anémones, en février; en pots, on peut cultiver des fleurs d'été; j'ai vu fleurir un rosier au mois de janvier. Nous aurons l'occasion de revenir sur ces faits intéressants en étudiant la température dans les régions d'altitude, mais il était indispensable de les signaler pour montrer que la neige, par sa seule présence, a une importance considérable, en maintenant la température de l'air aux environs de 0°, ce qui suffit à caractériser la saison d'hiver.

On se demandera peut-être pourquoi il n'en est pas de même à la plaine, et pourquoi il y fait froid malgré l'absence de neige sur le sol ; il suffira pour expliquer ce fait de se rappeler, d'abord que l'insolation est beaucoup moins vive à la plaine qu'à la montagne, comme nous le verrons dans un autre chapitre, et ensuite que les rayons du soleil ont à traverser une couche de vapeur d'eau, très épaisse à la plaine en hiver, avant d'arriver au sol, qui, dans ces conditions, ne s'échauffe pas. Or, nous savons que la vapeur d'eau, et par conséquent l'air, s'échauffent principalement par les rayons de chaleur émis par le sol ; comme nous l'avons déjà dit, la grande quantité de vapeur d'eau, de brumes, de brouillards, joue alors le rôle d'un écran, qui empêche les rayons du soleil d'arriver au contact du sol et d'échauffer l'atmosphère.

On voit d'après cela de quelle importance est le rôle de la neige dans la climatologie de l'altitude ; elle occupe pendant plusieurs mois d'hiver la scène météorologique, maintenant intacte la pureté de l'air et conservant à l'atmosphère sa fraîcheur.

Or ce sont là deux caractères importants et des plus favorables du climat de montagne.

VII

Des vents.

Aucune circonstance ne complique plus la vie des malades en plein air que le vent ; la neige, la pluie, le brouillard même, les grands froids n'entravent que peu la cure d'air ; l'organisme supporte toutes les intempéries tant que l'air est calme. C'est que le vent est un agent énergique d'évaporation, phénomène qui expose le corps au refroidissement ; le moindre courant d'air donne une sensation désagréable de froid. Quand l'organisme est en mouvement, il lutte facilement contre le refroidissement ; l'activité de la circulation, les contractions musculaires réparent incessamment la perte de chaleur ; mais il n'en est plus de même quand le corps est au repos. Or la plupart des malades d'un sanatorium sont étendus sur des chaises longues; l'immobilité est une des conditions essentielles de leur traitement et il est de toute nécessité qu'ils soient soustraits à toute cause de refroidissement. Il est de connaissance vulgaire qu'on supporte facilement les températures les plus basses quand l'air est calme, et que la sensation de froid ne s'éprouve que lorsque l'air est agité. Au printemps où soufflent les grands vents, on a souvent plus froid qu'en hiver avec plusieurs degrés au-dessous de 0°; à plus forte raison le froid devient-il intolérable quand l'air est agité. Aussi la première préoccupation de tous ceux qui ont créé des stations climatériques a-t-elle été de rechercher une situation bien abritée.

Cela est d'autant plus important à l'altitude, que, dans les montagnes, les vents ont une violence inconnue à la plaine; ils s'engouffrent dans d'étroits défilés et se précipitent avec violence le long des pentes, dévastant les forêts sur leur passage. Mais le remède est facile, on le trouve sur place; une haute muraille de rochers, une forêt épaisse, la montagne elle-même convenablement orientée, arrêtent les tempêtes les plus violentes, les détournent de leur direction, laissant sur le versant opposé l'atmosphère dans un état de calme absolu.

Le vent le plus important dont il y ait lieu de se préserver est le vent du nord, c'est le plus froid et il souffle principalement en hiver; l'abri d'une station contre le vent du nord a, en outre, l'avantage de l'exposer au midi; ce sont là des conditions indispensables que doit remplir une station d'altitude. Il n'en faut pas plus pour que l'hiver devienne une saison remarquablement belle; tous les observateurs ont été frappés par le calme de l'atmosphère à la montagne, en hiver, et par le contraste qui existe, sous ce rapport, avec les plaines et les vallées; c'est tout simplement qu'ils ont visité des localités bien abritées. Si l'on songe en outre qu'à la zone d'altitude l'humidité, les brouillards sont exceptionnels en hiver, on comprendra comment le seul fait d'être abritée du côté du nord donnera à une localité de longues séries de belles journées pendant la mauvaise saison.

Malheureusement, les vents ne soufflent pas

seulement du nord; au printemps, les vents d'est sont assez fréquents; le vent du sud, le foehn dans les Alpes, se fait sentir au printemps et en été; enfin, en toute saison, les vents d'ouest et du sud-ouest accompagnent les mauvais temps. A moins d'établir une station au fond d'un entonnoir, il n'est pas possible de la préserver de tous ces vents aussi bien que du vent du nord. Les localités situées sur le flanc d'une montagne sont surtout exposées, les vents y sont beaucoup plus fréquents que dans les vallées bien orientées; toutefois, cet inconvénient peut être suffisamment atténué par des contreforts montagneux du côté de l'est par exemple, par une forêt ou une muraille de rochers du côté de l'ouest; de cette façon le seul côté ouvert au vent reste le midi, et comme le vent du midi est assez rare, il n'y a pas à s'en préoccuper.

Il faut remarquer que les rochers dénudés protègent beaucoup moins contre le vent que des rochers couverts d'arbres ou simplement des forêts; dans le premier cas, le vent longe et contourne le rocher; il est au contraire considérablement atténué et modifié dans sa direction par un rideau d'arbres élevés; c'est là un des grands avantages des forêts placées dans certaines directions; il s'ajoute à celui d'arrêter au passage une forte proportion de vapeur d'eau, comme nous l'avons signalé dans un chapitre précédent.

Outre les vents régionaux, on observe dans les montagnes d'autres vents de minime importance, en général. Tout d'abord, il faut signaler ce fait qu'une localité située sur une pente est beaucoup plus exposée à des courants d'air que celles qui sont situées au fond d'une vallée; il y a toujours de l'air dans ces stations. C'est là une circonstance plutôt favorable; outre qu'il est facile de s'en préserver par des artifices très simples, un faible mouvement de l'air n'est pas désagréable, a sur l'organisme un effet tonique, et contribue beaucoup à entretenir en permanence la pureté de l'atmosphère.

Parmi les vents faibles qui ont à la montagne une origine purement locale, il faut citer les brises du matin et du soir. Quand l'air du matin s'échauffe dans les vallées au contact des rayons du soleil, il s'élève et forme un courant ascendant qui longe les pentes de la montagne; l'inverse s'observe, le soir, quand l'air se refroidit après le coucher du soleil dans les régions supérieures. Ces courants existent surtout en été et ne sont jamais assez forts pour impressionner défavorablement l'organisme.

C'est donc, avant tout, des grands vents habituels de la région qu'il y a lieu de se préoccuper, quand il s'agit de choisir l'emplacement d'une station climatérique. Nous avons vu que seul un abri du côté du nord peut être efficace et qu'on ne peut qu'atténuer les vents qui soufflent de l'est ou de l'ouest. Ces derniers souvent sont d'une grande intensité et se font sentir, passant par-dessus les rochers et les forêts qui ont la prétention de les arrêter.

C'est dans ces circonstances que les pavillons mobiles peuvent rendre de grands services. Il est regrettable que leur emploi ne se soit pas généralisé; on n'en connaît qu'un à Falkenstein; il semble que leur construction soit trop compliquée et trop coûteuse pour être d'un emploi commode. Quoi qu'il en soit, il y a là un problème à résoudre qui mérite d'attirer l'attention des directeurs de sanatoria. Il est absolument indispensable que les galeries où se fait la cure d'air puissent être, à certains moments, orientées de différentes façons et soustraites aux vents violents; cela est surtout important à l'altitude où, par les fortes dépressions barométriques, le vent souffle avec rage, s'accompagne suivant les saisons de neige ou de pluie et entrave absolument et quelquefois pendant longtemps le séjour en plein air.

VIII

Du sol.

Nous avons déjà fait entrevoir l'importance que peut avoir la déclivité du sol au point de vue hygrométrique; en assurant le rapide écoulement des eaux, elle contribue puissamment à diminuer l'humidité de l'air. Il va sans dire que l'influence du sol sur les phénomènes météorologiques ne se fait sentir qu'en été; en hiver, un épais manteau de neige le recouvre et ce n'est qu'au moment de la fonte des neiges qu'il entre en scène. De sorte qu'une station de montagne qui ne devrait fonctionner que pendant l'hiver n'aurait pas besoin de se préoccuper de l'inclinaison ni de la perméabilité de son terrain.

Mais à partir du printemps le tableau change, la fonte des neiges accumule souvent de grandes quantités d'eau, il est indispensable qu'elles soient rapidement entraînées; cela ne se peut que si le terrain a une forte pente et s'il est perméable. Il en est de même pour les pluies abondantes du printemps et de l'automne, pour les orages de l'été, qui imprègnent le sol d'humidité. Dans les localités situées sur des plateaux, ou au fond des vallées, surtout si le terrain n'est pas sablonneux, cette humidité retourne à l'atmosphère sous forme de brouillards, et l'on connaît des stations de montagne qui, après une journée de pluie, restent plusieurs jours dans le brouillard, en attendant que le sol se soit séché et que l'eau, qui n'a pu être absorbée et entraînée, se soit évaporée. Un terrain en pente, un sol perméable sont donc des conditions essentielles à remplir pour éviter une des causes les plus importantes d'humidité.

Le sol a aussi, suivant sa constitution, une influence sur la température d'une localité; un sol dénudé, pierreux, sablonneux, où la végétation est rare, s'échauffe beaucoup et maintient en été l'atmosphère à un degré de chaleur beaucoup trop élevé, sans compter

qu'il remplit l'air de poussières. Le revêtement
du sol par la végétation a, à ce point de vue,
une importance semblable à celle que nous
avons attribuée à la neige; les arbres, mais
surtout l'herbe, qui doit recouvrir dès le printemps toutes les pentes d'une station de montagne bien choisie, empêchent le sol de
s'échauffer considérablement; c'est là évidemment une des circonstances qui entretiennent
la fraîcheur à la montagne en été. De plus,
en se recouvrant pendant la nuit d'abondantes
rosées, en étant le siège pendant le jour d'une
forte évaporation, la végétation maintient une
certaine quantité de vapeur d'eau dans l'air;
et c'est là une circonstance qui n'est pas à
dédaigner.

Autant il est nécessaire d'assurer à l'humidité un écoulement rapide pour éviter les
brouillards en été, autant il est important que
le sol ne soit pas trop sec et puisse conserver
une certaine quantité d'eau par l'intermédiaire de la végétation. Une station dont le
sol est extrêmement perméable, et n'est pas
recouvert de végétation, a, en été, une température trop chaude et un air trop sec; comme,

par les mauvais temps, il fait très froid et très humide, on a des contrastes très pénibles à supporter; l'air est cru, et le séjour de l'altitude, dans ces conditions, est souvent très préjudiciable aux malades. Je suis convaincu que bien des accidents, rhumes, grippes, bronchites, qu'on observe dans certaines localités fréquemment en été et rendent la saison d'été plus mauvaise à la montagne que la saison d'hiver, tiennent à ces conditions de sécheresse trop considérable du sol.

Nous nous résumerons en disant que le sol d'une bonne station d'altitude doit être en pente, qu'il doit être perméable, et que, dès le printemps, il doit être couvert d'une abondante végétation; cette dernière circonstance est la mesure exacte du degré favorable de perméabilité.

IX

De la pression barométrique.

Au point de vue météorologique, l'étude des variations barométriques ne semble pas présenter d'intérêt spécial à l'altitude; les indications du baromètre relativement à la marche, à la prévision du temps, à la direction des vents sont à peu près les mêmes qu'à la plaine. Nous devons seulement signaler ce fait, sur lequel nous reviendrons plus loin, que les faibles variations barométriques ne se font pas sentir en général à la zone d'altitude, en hiver; le temps ne change que dans les régions inférieures et on peut ainsi avoir du beau temps, malgré la dépression barométrique, ce qui explique les séries de beaux jours qui se prolongent souvent pendant un ou deux mois en hiver. Au printemps et en été, il n'en est plus de même; dès que le baromètre baisse, la vapeur d'eau se condense et on est enveloppé de brouillards ou de nuages.

La diminution de la pression barométrique est le seul caractère permanent qui soit commun à toutes les stations d'altitude. Est-ce à dire qu'elle suffise à caractériser le climat d'altitude et qu'il faille lui attribuer tous les avantages de ce climat et l'influence heureuse qu'il exerce sur l'organisme? Les avis sont partagés, et il me paraît très difficile actuellement d'élucider cette question. Le jour où l'on s'aperçut que les tuberculeux pouvaient avec avantage passer l'hiver à la montagne, on mit sur le compte de l'altitude tous les résultats favorables qu'on observait, et on alla jusqu'à prétendre que seul le climat d'altitude était curateur. Aujourd'hui qu'on a suivi la guérison de beaucoup de tuberculeux dans des climats bien différents et à toutes les altitudes, on est tombé dans l'excès contraire, on tend à enlever à l'altitude toute importance, à nier même l'influence favorable du climat sur l'organisme, dont la guérison ne serait plus qu'une question de terrain, d'hygiène, de vie en plein air, d'alimentation.

Je veux bien me ranger à cette dernière opinion, à condition que l'on reconnaisse avec moi que le climat d'altitude est un de ceux où il est le plus facile de pratiquer la cure d'air, de vivre hygiéniquement et de faire de la suralimentation.

Quant au facteur lui-même de la diminution de la pression atmosphérique, son influence sur l'organisme est incontestable ; trop d'observations et d'expériences en ont démontré la réalité, et il serait ridicule de vouloir la nier ; le tout est de savoir de quelle manière l'organisme subit cette influence et s'il réagit d'une façon favorable à ce nouvel agent climatologique. J'aurai l'occasion de revenir sur ces questions et de dire ma manière de voir à ce sujet quand j'étudierai l'action du climat d'altitude sur l'organisme.

X

De l'insolation.

Une station bien orientée doit recevoir, en hiver, la totalité des rayons du soleil ; c'est là une circonstance très favorable, et l'on comprend l'importance que les stations d'altitude attachent à l'étude de l'insolation, quand on songe à la supériorité qui en résulte pour elles sur les stations de plaine ou de faible altitude. La rareté des brumes et des brouillards nous a fait déjà entrevoir que les beaux jours devaient être beaucoup plus nombreux à la montagne. Cela est un fait aujourd'hui indiscutable et il n'y a pas lieu de donner des chiffres comparatifs, que l'on trouve exposés au long dans les brochures qu'on publie journellement dans ces localités.

L'étude de l'insolation n'a d'intérêt qu'en

hiver : c'est pendant la saison froide et pendant les journées les plus courtes, qu'il est utile de jouir des rayons du soleil le plus longtemps possible ; c'est pendant que la neige couvre le sol, que l'ardente insolation présente ses caractères tout à fait spéciaux à l'altitude.

Voici quelques chiffres que j'ai recueillis pendant les hivers 1893 et 1894. Dans les journées les plus courtes de décembre et de janvier, le soleil peut briller pendant sept heures consécutives. Au mois de décembre 1893, j'ai observé une série de quinze jours, pendant laquelle tous les jours ont eu six à sept heures de soleil ; la moyenne du mois fut de quatre à cinq heures par jour. En janvier 1893, la moyenne fut de trois à quatre heures par jour, en janvier 1894 de quatre heures ; en février 1893 de deux à trois heures par jour, en février 1894 de quatre à cinq heures ; en mars elle atteignit sept heures par jour ; mais, à partir de ce moment, les journées sont déjà plus longues et le nombre des heures d'insolation n'offre plus autant d'intérêt.

Il faut même remarquer que, dans la belle saison, il est plus utile d'avoir peu de soleil ;

en été, une station ne peut que gagner à avoir une température moyenne peu élevée ; la protection du côté de l'ouest par des rochers ou des contreforts montagneux assez élevés, dont nous avons déjà vu l'importance à propos des vents et de l'humidité, est, à ce nouveau point de vue, d'une utilité incontestable. A partir de cinq heures du soir les rayons du soleil sont interceptés, la station est à l'ombre et l'on évite ainsi les chaleurs accablantes qui se font sentir à la fin des chaudes journées d'été.

Un instrument ingénieux et très simple enregistre les heures pendant lesquelles le soleil brille ; il se compose d'une loupe au foyer de laquelle est disposée une bande de papier, qui est brûlée tout le temps de l'insolation ; l'instrument suit naturellement le mouvement de la terre, et la combustion du papier s'inscrit sous forme d'une ligne noire, divisée en parties égales correspondant aux heures de la journée ; cette ligne noire est interrompue dès qu'un nuage, un brouillard, si faible soit-il, passe devant le soleil. L'instrument ne donne donc aucune indication sur le temps, il n'enregistre que les heures pendant lesquelles le

soleil brille de tout son éclat; quand on songe
que le temps peut être beau, même quand le
soleil ne brille pas, et que le ciel n'est par conséquent pas pur dans toute son étendue, on
ne peut manquer d'être frappé du nombre considérable d'heures de plein soleil qu'on observe
à l'altitude en hiver et de la grande quantité
de belles journées qu'elles représentent.

Nous étudierons dans le chapitre suivant
l'insolation au point de vue de la température,
et nous verrons qu'elle prend à l'altitude des
caractères tout à fait spéciaux qui résultent de
l'ensemble des éléments météorologiques que
nous avons étudiés jusqu'ici.

XI

De la température.

La température d'une localité, à un moment donné, dépend de l'insolation, de la nature du sol, du vent, de l'état hygrométrique; il n'est pas un phénomène météorologique, qui ne puisse la modifier d'un instant à l'autre, et comme ces phénomènes varient du matin au soir, d'un jour à l'autre, d'une saison à l'autre, on comprend que les chiffres donnés par les moyennes de température ont peu d'intérêt et ne fournissent aucune indication précise sur les caractères du climat. Dire que la moyenne de la température pendant un mois ou une saison est de 2° au-dessus de zéro, par exemple, ne suffit pas pour juger un climat au point de vue de la température. Si nous disions qu'en toute saison la moyenne de la température est plus basse à l'altitude qu'à la plaine, on en pourrait conclure que l'hiver est très rigoureux; on ne comprendra pas que nous puissions affirmer en même temps que, par les temps froids de l'hiver, le thermomètre descend toujours moins à la montagne qu'à la plaine et que, par les beaux temps, il est souvent plus élevé.

On admet en général que la température décroît progressivement à mesure qu'on s'élève dans l'atmosphère; une diminution de 1° correspondrait à une élévation de 180 mètres. Que cette loi se vérifie quand on s'élève en ballon par un temps beau, d'un calme absolu, cela est possible; mais les conditions ne sont plus du tout les mêmes, quand on étudie la diminution de la température à mesure qu'on gravit les pentes de la montagne; cette diminution varie suivant les saisons, varie suivant les heures de la journée, et dans bien des circonstances elle n'existe pas. Pour peu qu'on ne dépasse pas la zone d'altitude moyenne, on observe souvent une température plus élevée à la montagne qu'à la plaine; cela est presque la règle en hiver; en été, les soirées sont souvent plus froides dans le fond des vallées.

Dans une même localité, mille circonstances interviennent à toute heure du jour pour modifier la température ; nos instruments n'ont pas même la précision nécessaire pour enregistrer toutes ces variations. Un courant d'air, que produit inévitablement le contraste entre l'ombre et le soleil, un changement de l'état hygrométrique, l'évaporation plus ou moins active du sol, l'obliquité des rayons du soleil variant d'une heure à l'autre, élèvent, abaissent la température.

Pendant que l'air se refroidit ou s'échauffe, le thermomètre monte ou descend, mais toujours plus lentement que le phénomène lui-même ; il est toujours en retard ; à aucun moment, il ne donne une température exacte, ni une température qui exprime une moyenne exacte. C'est ainsi que, dans une même localité et à proximité l'un de l'autre, plusieurs thermomètres orientés différemment ou construits différemment, donnent des chiffres qui ne sont pas comparables entre eux. Un thermomètre placé à un mètre du sol, à l'ombre et en plein air, marque un degré différent suivant qu'il est au nord ou au midi, suivant que le sol a une couleur claire ou foncée et réfléchit par conséquent plus ou moins les rayons caloriques; il monte moins qu'un thermomètre adossé à un mur, moins qu'un thermomètre exposé au soleil, moins qu'un thermomètre placé sous un abri dont les parois échauffées par le soleil communiquent de la chaleur à l'air environnant. moins enfin qu'un thermomètre dont la boule est noircie et qui absorbe tous les rayons de chaleur. La comparaison des thermomètres installés dans ces différentes conditions est très instructive à cet égard; comment dès lors apprécier la valeur de la température d'après le chiffre d'un thermomètre?

Mais, cela est encore plus vrai si l'on s'en tient à un point de vue purement climatologique. La température n'est, en somme, que celle que nous ressentons, et il faut reconnaître qu'elle est bien différente de celle que donne le thermomètre. Que nous importe qu'il y ait 10° au-dessous de zéro, si nous avons chaud? Le thermomètre aura beau marquer

10° au-dessus de zéro, il ne nous empêchera pas d'avoir froid, s'il y a du vent et si l'air est humide. Or, ce sont là des faits qui se vérifient journellement et qui nous autorisent à dire qu'on ne peut pas se rendre compte de la température moyenne d'une localité, ni apprécier le caractère qu'elle donne au climat, d'après les seules données du thermomètre; il est de toute nécessité d'étudier toutes les circonstances météorologiques qui l'accompagnent et dont l'ensemble seul donne la note exacte et l'explication des particularités qu'on observe. Nous devons donc entrer dans l'étude de tous ces détails pour comprendre le caractère de la température dans le climat d'altitude.

a). *De la température en hiver.* — Si l'on étudie la température par une belle journée d'hiver, quand le sol est couvert de neige, l'air calme, le ciel bleu, on est frappé de ce fait que, quel que soit le degré marqué par le thermomètre, qu'il soit au voisinage de 0° ou qu'il descende même à plusieurs degrés au-dessous de 0°, on n'a pas la moindre sensation de froid. Ce que nous avons déjà dit du rôle de la vapeur d'eau et du calme de l'atmosphère suffit à nous expliquer l'absence de sensation de froid dans ces conditions, même quand le thermomètre est très bas.

Non seulement on n'a pas froid, mais on a chaud; c'est qu'un autre élément intervient que nous avons laissé entrevoir en étudiant l'insolation. Nous avons dit que l'insolation à l'altitude est extrêmement intense; des thermomètres placés dans différentes conditions permettent facilement de s'en rendre compte. Tandis que le thermomètre normal marque à l'ombre 0°, un thermomètre au soleil monte à 10° au-dessus de 0°, et un thermomètre, dont la boule est noircie et qui est exposé au soleil, s'élève à 25°, à 30° et souvent davantage. Est-ce à dire que, dans ces conditions, les contrastes de température soient réels, que l'on grille d'un côté et que l'on gèle de l'autre, comme l'ont écrit certains auteurs, accusant ainsi la montagne d'écarts de température considérables et de tous les dangers qui pourraient en résulter? Pas le moins du monde. Si le thermomètre à boule noircie ou le thermomètre ordinaire adossé contre un mur marquent une température élevée, c'est qu'ils ont chaud ; ils ne peuvent pas dire que la température de l'air est chaude, car, à un mètre d'eux, le thermomètre libre, qui n'est pas exposé aux rayons du soleil, reste à 0°.

Que se passe-t-il ? Nous avons déjà dit que l'air est diathermane, que la neige réfléchit sans les absorber les rayons du soleil, que l'atmosphère contient peu de vapeur et emmagasine par conséquent peu de chaleur ; aucune circonstance n'intervient donc pour élever la température réelle de l'air. Or, l'insolation est très vive ; rien n'arrête les rayons du soleil au passage ; la vapeur d'eau, qui ne les emmagasine pas, ne les arrête pas non plus ; mais il suffit qu'ils tombent sur une surface absorbante pour qu'ils en élèvent immédiatement la température. On sait que les objets opaques absorbent les rayons caloriques d'autant plus que leur couleur se rapproche plus du noir ; voilà pourquoi un thermomètre à boule noircie s'échauffe considérablement. Bien des faits vérifient ce phénomène ; une simple feuille sèche déposée sur la surface de la neige s'échauffe aux rayons du soleil, fond la neige et y produit rapidement un trou de plusieurs centimètres de profondeur ; le meilleur moyen pour faire disparaître la neige au soleil est de la saupoudrer de poussière de charbon. Or, ce qui se passe pour le thermomètre noirci et pour la feuille sèche se passe sur nos vêtements, sur toute la surface du corps humain ; nous absorbons, nous retenons la chaleur du soleil et nous avons chaud dans un air à 0°.

Que la chaleur emmagasinée ainsi par le corps nous provienne des rayons directs du soleil ou des rayons réfléchis par la neige, le résultat est le même et indiscutable ; on a chaud et la température est froide. Le fait est si vrai, qu'on a beaucoup moins besoin de se vêtir chaudement à la montagne qu'à la plaine ; pourvu que le corps soit couvert de flanelle, les fourrures, les pardessus deviennent inutiles ; l'usage de chapeaux de paille à larges bords et d'ombrelles blanches est indispensable, et rien n'est curieux comme de voir les personnes se promener, presque en costume d'été, sur des champs de neige qui ne fondent pas.

Ce fait d'avoir chaud dans un air froid,

qu'on observe quelquefois aussi, mais très atténué, à la · plaine, caractérise essentiellement l'hiver à l'altitude ; il résume, à lui seul, toute la valeur climatologique de cette région et représente assurément les circonstances les plus favorables que les malades puissent mettre à profit pour vivre en plein air et améliorer leur état général.

Tous les auteurs ont vanté les bienfaits du soleil en hiver ; c'est lui qu'on cherche dans le Midi, dans les pays chauds ; les stations qui en sont privées le saluent, dès qu'on l'entrevoit à travers le brouillard, comme un libérateur ; nulle part on ne le trouvera plus abondant et plus vivifiant qu'à la montagne. Quant à la fraîcheur de l'air, on est d'accord pour la considérer comme le plus énergique agent de la nutrition générale et des réactions organiques.

Aussi nous n'exagérons nullement notre pensée en disant qu'on trouve réunis, par une belle journée d'hiver à la montagne, les divers éléments météorologiques dans un ensemble parfait : pureté de l'air, état hygrométrique très faible, insolation intense, fraîcheur de l'atmosphère.

Si l'on étudie la température aux différentes heures de la journée, voici ce que l'on observe : elle oscille autour de 0° avec un minimum de 5 à 10° au-dessous de 0° le matin, dans les dernières heures de la nuit, et un maximum de 1 à 5° au-dessus de 0° entre 11 heures et midi. Au moment du coucher du soleil, le thermomètre baisse dans l'espace d'une demi-heure de 1 à 2° ; c'est le moment où les malades goûtent et interrompent par une petite promenade la cure sur la chaise longue.

C'est à cela que se borne le refroidissement au coucher du soleil si accentué dans certains pays ; à la montagne, on n'y prête aucune attention ; la faible chute de la température passe inaperçue ; et jamais elle ne s'accompagne de condensation de vapeur d'eau ; jamais les malades ne sont obligés de gagner leurs chambres et de s'enfermer pour le reste de la soirée et de la nuit. La cure d'air est reprise après le repas de 4 heures jusqu'au dîner, et, le soir, les galeries de cure restent animées jusqu'à 10 et 11 heures ; il n'est pas rare de trouver des malades, endormis dans leur chaise longue, qui ne demanderaient pas mieux que de prolonger leur sommeil toute la nuit dans ces conditions. C'est que la température est à peine plus basse que dans la journée; sa diminution se fait d'une façon insensible et n'atteint son maximum qu'aux heures matinales.

Le fait que la température s'abaisse peu dans les belles nuits d'hiver s'explique assez difficilement; il contraste absolument avec ce qui s'observe dans les régions inférieures. En effet, tout le monde sait qu'à la plaine c'est par les nuits claires que le froid devient le plus vif par l'effet du rayonnement nocturne. Pourquoi ce phénomène ne s'observe-t-il pas à l'altitude ? Voici l'explication que j'en donne, elle mériterait d'être vérifiée. A la plaine, quand le sol n'est pas couvert de neige, la température est assez élevée par une belle journée; le sol emmagasine une certaine quantité de chaleur, qu'il perd par le rayonnement nocturne; le contraste devient très grand dans ces conditions. De 10° au-dessus de zéro pendant le jour, la température peut ainsi s'abaisser à 10 et 15° au-dessous pendant la nuit. A la montagne, nous avons vu que le sol et l'air ne s'échauffent pas, à cause de la neige ; il n'y a donc pas d'emmagasinement de chaleur, partant pas de perte, ni de rayonnement nocturne. Que l'explication soit exacte ou non, le fait n'en est pas moins vrai ; le contraste est peu marqué entre le jour et la nuit dans les beaux jours d'hiver à la montagne, et la nuit, le thermomètre ne descend qu'à peu de degrés au-dessous de 0°.

Aussi ne saurait-on parler de journée médicale, à l'altitude. Dans les conditions où je me suis trouvé, je puis affirmer que je n'ai jamais eu à me préoccuper du refroidissement de l'atmosphère au coucher du soleil et qu'il n'a jamais été question de diminuer pour cette raison la longueur de la cure ; on peut faire sans inconvénient la cure d'air, en hiver, pendant une moyenne de dix heures par jour, et bien souvent les malades terminent leur journée par une promenade au clair de lune ; il m'est souvent arrivé de faire avec les malades des promenades qui se prolongeaient jusqu'à 11 heures du soir.

Nous venons d'étudier la température pendant les belles journées d'hiver à la montagne; il nous suffira, pour terminer, de rappeler qu'à la plaine il fait en général plus froid. A supposer même que le thermomètre ne soit pas plus bas qu'à la montagne, la sensation de froid persiste toujours; c'est que l'atmosphère y est chargée de vapeur d'eau; c'est que, bien souvent, des brouillards interceptent les rayons du soleil et les empêchent de réchauffer le sol, alors qu'à l'altitude, au-dessus de la zone des brouillards, le ciel est serein; c'est qu'enfin il y a toujours en hiver du vent, des courants d'air à la plaine qui rendent sensibles les plus faibles degrés de froid.

Il nous reste maintenant à dire quelques mots de la température dans les mauvais jours en hiver. C'est par le mauvais temps qu'il fait le plus froid et qu'on a le plus froid. Les nuages interceptent les rayons du soleil, les brouillards imprègnent les vêtements d'humidité froide, les vents augmentent encore l'impression du froid; dans ces conditions, la cure d'air devient difficile, surtout pour les malades délicats et peu acclimatés; mais il suffirait que les installations de cure pussent être mises à l'abri des vents et des bourrasques de neige pour permettre le séjour ininterrompu à l'air. Les brouillards ne sont pas dangereux, on ne s'en préoccupe pas à Falkenstein, et le froid n'est jamais trop vif; les seuls éléments, qu'il y ait lieu de redouter et qui rendent la vie en plein air impossible, sont les vents et les tourmentes de neige. Des paravents, des fenêtres, la mobilité des galeries supprimeraient certainement ces inconvénients qui peuvent arrêter le traitement quelquefois pendant plusieurs semaines sans interruption.

La température pendant les mauvais jours descend en général à 10, 15° au-dessous de zéro; les températures de 20 et 25° sont très rares. Je n'ai observé qu'une seule fois 25° au-dessous de zéro et encore ce chiffre n'a-t-il été enregistré que pendant la nuit; dans la journée, le thermomètre variait de 15 à 20°. On voit que ce ne sont pas là des températures extraordinaires; il n'est pas d'hiver où on n'en observe autant à la plaine; et le jour où j'observai, comme je viens de le dire, 25° on eut à la plaine 27 et 30' de froid. Il n'en faudrait pas plus pour dire que, même par les mauvais temps, il fait moins froid à la montagne qu'à la plaine, mais ceci n'a qu'un faible intérêt ; ce qu'il fallait constater avant tout, c'est qu'en hiver, à la montagne, les mauvais jours sont les jours de grand froid, que les brouillards entretiennent l'humidité, empêchent les rayons du soleil de faire sentir leur action bienfaisante, livrant ainsi l'atmosphère à toutes les causes de refroidissement.

b). *De la température au printemps.* — Rien n'est variable comme la température au printemps ; d'une façon générale, elle est moins basse qu'en hiver, parce que le soleil est plus élevé sur l'horizon et sa course plus étendue ; mais, les vents et les brouillards étant plus fréquents, on a souvent beaucoup plus froid qu'en hiver. De plus, après une longue saison d'hiver, l'organisme éprouve un besoin de chaleur, aspire à vivre dans un air doux et tiède ; il supporte avec peine des froids qui prolongent l'hiver souvent jusqu'au mois de juin et de juillet.

Malgré cela, il y a de beaux jours au printemps et la température peut s'y élever beaucoup.

Les mêmes circonstances qu'en hiver nous expliquent les caractères de la température au printemps. Quand le sol est couvert de neige et par les beaux jours, tout se passe comme en hiver, la température reste fraîche et ne s'abaisse pas pendant la nuit; quand la neige a disparu et qu'il fait beau temps, la température est très élevée, on se croit en plein été et la végétation prend en quelques jours une activité extraordinaire; enfin, par les mauvais temps, les vents et les brouillards, sans refroidir autant l'atmosphère qu'en hiver, n'en sont pas moins désagréables; les pluies imprègnent l'air et le sol d'humidité. C'est bien alors la mauvaise saison dans laquelle on entre; les contrastes des beaux aux mauvais jours sont très pénibles, et l'on comprend l'ardeur que les malades mettent à quitter à ce moment les stations d'altitude à la recherche d'une température plus douce, plus égale, qu'ils espèrent trouver à la plaine, mais qu'ils n'y trouvent malheureusement pas toujours.

c). *De la température en été.* — On dit sou-

vent que l'été ne commence pas avant le
15 juillet à la montagne; cela est très exact;
il est rare qu'on observe avant le 15 juillet et
après le 15 août les températures élevées qui
caractérisent la saison d'été. Les personnes
qui habitent la plaine courraient grand risque
en montant à la montagne avant le 15 juillet
d'y trouver encore tous les caractères du printemps, c'est-à-dire un temps variable, et souvent froid.

L'été est, en somme, très court à l'altitude
et jamais trop chaud; la température la plus
élevée que j'aie observée a été de 27° un seul
jour, au mois de juillet; mais, c'est aux environs de 20° que la température se maintient
habituellement; du reste, pour peu qu'on
soit au voisinage de forêts, pour peu qu'on
soit abrité à l'ouest de façon à n'avoir plus les
rayons du soleil à partir de 5 heures du soir
environ, on ne souffre jamais de la chaleur.

La faible quantité de vapeur d'eau contenue
dans l'air des altitudes intervient pour nous
expliquer que, malgré des températures élevées, la sensation de chaleur ne soit jamais
aussi accablante qu'à la plaine; on sait, en effet,

que l'organisme supporte beaucoup mieux l'air
chaud sec, que l'air chaud humide ; c'est aussi
à la diminution de la vapeur d'eau qu'il faut
attribuer le fait qu'il fait moins chaud qu'à la
plaine, comme nous l'avons vu dans un chapitre précédent. C'est la seule explication logique de ce fait ; car, après ce que nous avons
dit de l'intensité de l'insolation à la montagne, de l'utilité de la neige pour empêcher
l'air de s'échauffer, on ne comprendrait pas
qu'en été, au moment où l'insolation atteint
son maximum et où le sol s'échauffe considérablement, la température ne s'élève pas plus
à la montagne qu'à la plaine, si l'on ne faisait
pas intervenir le facteur de la sécheresse de
l'air, qui conserve beaucoup moins la chaleur.
— Nous ne reviendrons pas sur l'influence du
sol, que nous avons vu s'échauffer beaucoup
plus quand il est dénudé que quand il est couvert de végétation ; quand il est imperméable
en outre, il entretient dans l'air une plus grande
quantité d'humidité qui en élève la température. Toutes ces circonstances modifient beaucoup la température moyenne des différentes
stations d'altitude en été, et il n'est pas pos-

sible d'en faire une étude d'ensemble qui puisse les rapprocher à ce point de vue.

Pour ce qui est de la température nocturne, le phénomène du rayonnement se passe comme à la plaine, et la rosée, quand le ciel n'est pas couvert, en est la traduction directe.

Il faut savoir enfin qu'il peut faire très froid, en été, à l'altitude ; il suffit pour cela d'une série de plusieurs jours de mauvais temps. Les nuages qui enveloppent la montagne l'empêchent de s'échauffer ; en peu de temps, elle a perdu la chaleur qui s'était accumulée dans le sol, et si ces conditions se prolongent, la température peut descendre à $0°$; il n'est pas rare alors de voir tomber la neige au milieu du mois de juillet ou du mois d'août ; ce sont là des circonstances tout à fait passagères et un jour de soleil suffit à rétablir les caractères de l'été.

d). *De la température en automne.* — Nous n'avons aucune particularité spéciale à noter sur la température de l'automne ; elle varie, comme dans les autres saisons, suivant le temps, et les mêmes raisonnements peuvent servir à en expliquer les variations.

En général, il fait beau au mois de septembre ; mais la température est beaucoup plus fraîche qu'en juillet et en août ; en octobre ; des pluies interminables rendent le séjour de la montagne très pénible. On y retrouve, en somme, les caractères variables du printemps. Le fait qu'en automne il commence déjà à faire froid à la montagne, que l'automne y représente plutôt le commencement de l'hiver que la fin de l'été explique pourquoi les malades recherchent de préférence, à cette saison, les régions de plaine ou d'altitude inférieure, où la mauvaise saison ne commence souvent qu'en novembre.

Si nous voulions résumer les caractères des saisons à l'altitude d'après la température et d'après la manière dont cette température réagit sur notre organisme, nous dirions que l'hiver est la belle saison, que le printemps et l'automne sont les mauvaises saisons et que l'été est une saison variable. Nous verrons dans le chapitre suivant qu'à tous les points de vue cette classification se justifie.

XII

Des caractéres du climat et du temps suivant les trois zones d'altitude.

Nous venons d'étudier séparément les principaux éléments météorologiques, les particularités qu'ils présentent à l'altitude et la manière dont ils se combinent pour constituer le climat de montagne; nous avons vu qu'à part un seul facteur permanent, la dépression barométrique, dont l'importance climatologique reste encore à démontrer, aucun autre ne peut servir, à lui seul, à caractériser ce climat qui résulte avant tout d'un ensemble favorablement agencé de circonstances, n'ayant par elles-mêmes rien de spécial à l'altitude. La pureté de l'air existe à la mer, la sécheresse de l'air dans les pays chauds, la neige et le froid dans les pays du nord; la réunion seule de ces différents éléments et les conséquences nouvelles qui en découlent donnent son cachet au climat de montagne.

Nous plaçant maintenant à un point de vue général et nous servant des données exposées dans les chapitres précédents nous devons dire quelques mots du temps qu'il fait à la montagne, et des modifications que subit le temps suivant les saisons et suivant les zones d'altitude. C'est, en somme, la notion du temps, prise dans son acception la plus générale, qui intéresse le plus les personnes qui doivent séjourner à l'altitude. Fait-il beau? Fait-il mauvais? Le printemps est-il bon ou mauvais? etc.

Telles sont les questions qu'on se pose avant tout. Je n'ai pas la prétention de donner à ces questions des réponses catégoriques, mais je crois pouvoir indiquer quelques grandes lignes, qui permettent de comprendre les caractères du temps et des saisons à la montagne et les différences qu'on observe suivant les zones d'altitude.

Je rappellerai tout d'abord que j'ai établi trois zones d'altitude ; la zone inférieure qui comprend les plaines et les vallées, et qui s'élève jusqu'à 1,300 mètres environ ; la zone moyenne qui va de 1,100 à 1,800 et 2,000 mètres, et la zone supérieure des hauts sommets.

Il est de notion vulgaire que, dans la zone inférieure, l'hiver est la mauvaise saison, l'été la belle et que l'automne et le printemps sont des saisons variables. Or, que signifient ces termes ? Serait-ce qu'il ne fait jamais beau temps en hiver, jamais mauvais temps en été? Évidemment non. Ils expriment l'état habituel du temps quand il n'est ni franchement beau, ni franchement mauvais. Les grandes hausses ou les grandes baisses barométriques sont en général passagères, elles donnent partout et toujours du beau temps ou du mauvais temps ; mais que devient le temps quand le baromètre marque « variable », quand il oscille autour de ce chiffre ? Il est certain que c'est là son indication la plus habituelle, celle dont les résultats sur le temps sont les plus intéressants à connaître. Eh bien, on peut dire que les plus faibles baisses barométriques s'accompagnent, en hiver, de mauvais temps à la plaine, et que toutes les variations barométriques, si faibles soient-elles, s'y traduisent par tous les caractères du mauvais temps, vent, brouillards, pluies, neiges, froid. L'hiver est, dans la zone d'altitude inférieure, la mauvaise saison; cela revient à dire que cette zone est la zone sensible en hiver, celle dans laquelle se passent les perturbations atmosphériques habituelles, celle dans laquelle agissent tous les éléments météorologiques sous les plus faibles influences. Que se passe-t-il pendant ce temps à l'altitude? Le calme absolu, le beau temps permanent; le baromètre a beau osciller, monter, descendre, tant que la baisse n'est pas très grande, le temps n'est pas ou est peu influencé; il peut neiger ou pleuvoir à la plaine, les vents peuvent y souffler, les brouillards inonder les vallées, les nuages obscurcir le ciel pendant des semaines, au-dessus le ciel est serein, le soleil brille, on est dans la belle saison.

Au printemps, c'est la zone moyenne qui devient la zone sensible; tous les inconvénients qu'on trouve, en hiver, à la plaine se retrouvent au printemps à l'altitude, c'est la saison des vents, des pluies et des brouillards; la moindre baisse barométrique s'accompagne de vent, le moindre vent condense l'humidité ; ce n'est que quand le baromètre est très élevé qu'il fait beau. Or, que se passe-t-il à la plaine au printemps? Ce n'est pas encore la belle saison, parce que les conséquences du mauvais temps de l'altitude s'y font sentir ; les pluies qui prennent naissance à l'altitude arrivent souvent jusqu'à la plaine ; mais, les beaux jours ne sont pas rares, la température s'est déjà adoucie, et pendant que la zone moyenne se débat avec les vents et les brouillards, la plaine jouit souvent du beau temps.

En hiver, on va chercher le beau temps à l'altitude ; au printemps, on descend pour le trouver à la plaine. On peut donc dire que le printemps est la mauvaise saison à la montagne et la saison variable à la plaine.

En été, la zone sensible s'élève et gagne les hauts sommets ; c'est dans la zone supérieure qu'éclatent les orages et que les brouillards ont élu domicile. Tout le monde connaît la fréquence des brouillards sur les sommets en été ; les excursionnistes n'entreprennent leurs ascensions que lorsque le baromètre est très

haut; en toute autre circonstance, les montagnes sont dans les nuages.

Au point de vue du temps, l'été est la mauvaise saison dans les régions supérieures ; c'est
malheureusement la seule saison qui permette
les ascensions élevées, parce qu'en tout autre
moment les amoncellements de neiges les
rendent impossibles. La zone moyenne reçoit,
en été, le contre-coup des mauvais temps de
la zone supérieure, comme au printemps les
pluies de la zone moyenne se faisaient sentir
à la plaine ; donc, à la zone d'altitude, l'été
devient la saison variable, à la plaine il est
la belle saison.

En automne, la zone moyenne redevient la
zone sensible; elle reprend les caractères observés au printemps ; toutefois, il y a lieu de
remarquer la fréquence habituelle des hausses
barométriques en automne, ce qui assure, au
moins pendant la première partie de l'automne,
du beau temps à l'altitude ; la deuxième partie,
qui est représentée par le mois d'octobre, a, en
général, tous les caractères de la mauvaise
saison.

Nous ne pousserons pas plus loin ces divisions un peu schématiques et qui n'ont rien d'absolu; nous les résumerons en disant que l'hiver est la belle saison à l'altitude et la mauvaise à la plaine, que le printemps et l'automne sont les saisons variables de la plaine et les saisons mauvaises de l'altitude, que l'été est la saison belle de la plaine, variable de l'altitude.

Nous n'avons pas assigné de signification fixe au terme de « saisons » parce qu'il est impossible de leur donner une durée précise, et que le sens qui s'attache à leur dénomination est compris de la même façon par tout le monde. Toutefois, il est important, pour ce qui a trait à l'altitude, d'indiquer approximativement à quels mois elles correspondent. L'hiver comprend cinq mois : novembre, décembre, janvier, février et mars ; il est certain qu'on n'est plus en automne en novembre et que le printemps n'est pas commencé en mars. Pendant ces cinq mois on observe tous les caractères de temps que nous avons décrits pour la belle saison à l'altitude, beaux temps habituels, mauvais temps dans les grandes dépressions barométriques. Le printemps dure pendant les mois d'avril, de mai et de juin; l'été comprend juillet et août; l'automne septembre et octobre; il faut remarquer que le mois de septembre est en général très beau et le mois d'octobre mauvais.

En tenant compte des réflexions qui précèdent, on peut comprendre comment des années entières peuvent être essentiellement belles ou mauvaises à l'altitude.

En supposant un hiver ordinaire avec des dépressions barométriques faibles, peu accentuées, l'hiver sera toujours beau à la montagne; si, comme il arrive exceptionnellement, le printemps s'accompagne de grandes hausses barométriques, le temps restera beau; enfin, en été, on n'observera que la conséquence passagère des perturbations de la zone supérieure; on aura ainsi une suite presque ininterrompue de beau temps pendant plusieurs mois.

Si, au contraire, de grandes dépressions barométriques se montrent en hiver, le temps sera troublé à tout instant à l'altitude; des vents, des chutes de neige, interrompront incessamment les belles journées; que le printemps soit ensuite, comme il l'est le plus souvent, variable, le temps sera mauvais, et pour peu que l'été soit traversé par des séries de fortes baisses barométriques, on assistera à une année en grande partie mauvaise.

Si l'on jette un coup d'œil d'ensemble sur les études et les descriptions précédentes, on comprend qu'il soit difficile de définir par un seul terme le climat d'altitude. Nous avons vu de quelle importance était la vapeur d'eau dans l'étude d'un climat ; c'est l'élément météorologique fondamental ; c'est d'elle seule, de sa quantité absolue ou relative, de sa distribution variable suivant les pays, les localités, les saisons que dépendent tous les caractères du temps. On peut dire que les caractères du climat d'altitude résultent de l'inégale répartition de la vapeur d'eau atmosphérique suivant les saisons et suivant les zones d'altitude.

Nous avons vu qu'en hiver l'humidité de l'air s'accumulait dans les zones inférieures ; c'est là la cause principale qui crée la différence de climat entre la plaine et la montagne. L'altitude n'a donc pas d'attributs spéciaux par elle-même; elle a, suivant les saisons, un climat qui diffère de celui des régions inférieures, parce que la vapeur d'eau est distribuée inégalement dans les couches atmosphériques aux différentes saisons.

Il serait très intéressant de savoir pour quelles raisons les caractères climatériques sont si variables dans les différentes zones de l'atmosphère, et à quelles lois fixes ils obéissent. C'est une étude qui ne pourra être entreprise que le jour où des observatoires seront installés sur même montagne à des hauteurs différentes.

Des recherches de ce genre ont été faites dans le courant de l'hiver 1894-1895 en Savoie, à Albertville. Le syndicat d'initiative, qui s'est proposé de faire connaître et de mettre en valeur les merveilleuses beautés de cette région de nos Alpes, a chargé un certain nombre de ses membres de faire des études de météorologie en vue de la création de stations climatériques. Grâce au zèle infatigable et au dévouement de M. le Dr Armand et de M. Foncin, on a pu réunir des documents d'un grand intérêt; je crois utile de faire connaître quelques-uns des résultats qui m'ont été si obligeamment communiqués et qui vérifient la plupart des faits que j'ai cherché à mettre en lumière dans ce travail.

Albertville est situé dans une vallée, au pied d'une montagne qui s'élève à plus de 2,000 mètres; un observatoire a été installé à un village à 1,100 mètres, et un autre à 1,600 mètres d'altitude. Les trois points sont situés les uns au-dessus des autres; ils sont soumis aux mêmes conditions climatériques générales, et la comparaison des résultats fournis par les observations permet de se rendre un compte assez exact de ce qui se passe au même moment à des altitudes différentes.

L'hygromètre marque toujours un degré plus élevé à la plaine qu'à l'altitude; il décroît progressivement à mesure qu'on s'élève. Il arrive quelquefois qu'à 1,100 mètres le degré hygrométrique est plus élevé que dans les régions inférieures, lorsque l'air est chargé de brumes et de brouillards; mais à l'altitude vraie l'air est toujours beaucoup plus sec. Voici, par exemple, les chiffres donnés à midi, le 21 janvier 1895 : Albertville (345 mètres), 97; Fort

du Mont (1,100 mètres), 48; observatoire à
1,600 mètres, 45. A quelques différences près,
ces résultats se poursuivent pendant tout l'hiver. Dans la zone supérieure, l'hygromètre
oscille entre 20 et 50, dans la zone inférieure
entre 60 et 100; dans la zone intermédiaire, il
marque tantôt un chiffre très bas comme à l'altitude, tantôt un chiffre élevé comme à la plaine,
suivant que cette région est atteinte ou non par
la limite des brouillards. Ces faits justifient
bien la nécessité, sur laquelle j'ai insisté, de
s'élever au-dessus de 1,300 mètres pour installer une station d'hiver. Dans un pays de
montagne, les altitudes intermédiaires de 900
à 1,300 mètres sont absolument insuffisantes.
C'est là qu'on trouve le plus de brouillards.
Une des indications, que l'on retrouve le
plus fréquemment dans les feuilles d'observations, concernant les caractères généraux du
temps, est la suivante : à 345 mètres, temps
couvert; à 1,100 mètres, brumes ou brouillards, soit permanents, soit passagers; à
1,600 mètres, beau temps. On voit donc qu'à
un certain point de vue, il y aurait avantage,
en hiver, à séjourner à la plaine plutôt qu'à

une altitude insuffisante ; on serait au-dessous des nuages. Ce que nous voyons, pendant les longs mois d'hiver, au-dessus de nos têtes sous forme de ciel couvert, ciel gris, n'est autre chose qu'une couche de vapeurs, plus ou moins épaisse, dont la limite inférieure peut commencer déjà au niveau du sol ou à 500 ou 600 mètres, et dont la limite supérieure s'élève à 1,200 ou 1,300 mètres ; des courants d'air font osciller cette limite supérieure qui peut s'abaisser à 900 mètres ou s'élever jusqu'à 1,400 mètres ; mais toujours, à moins de grandes perturbations atmosphériques, on est au-dessus des nuages à partir de 1,400 mètres.

L'étude de la température aux différentes hauteurs est extrêmement instructive ; on peut deviner, d'après les lignes précédentes, ce qu'elle doit être. Dans la plaine, on a peu de soleil, les froids sont prononcés et permanents au milieu de l'hiver; dans les zones intermédiaires, les froids sont beaucoup plus vifs toutes les fois qu'on y observe des brouillards; la température y est, au contraire, plus douce dès qu'il fait beau temps ; à 1,600 mètres; il fait toujours moins froid qu'à la plaine et

	ALBERTVILLE, 335 m.			FORT DU MONT, 1 100 m.			OBSERVATOIRE A 1 600 m.		
	6 h. m.	midi	6 h. soir	6 h. m.	midi	6 h. s.	6 h. m.	midi	6 h. s.
10 décembre 1894.	— 2,8	+ 5,3	0,5	— 5	+ 1	— 3	— 3	+ 7	+ 1
29 décembre 1894.	— 7,2	— 3,8	— 5,4	— 10	— 4	— 7	— 4	+ 5	— 2
7 janvier 1895. .	— 14,5	— 3	— 12,4	— 13	— 2	— 12	— 9	+ 6	— 7
14 janvier 1895. .	— 3,3	— 5,3	— 4,4	— 3	+ 2	— 1	0	+ 12	+ 5
1er février 1895 .	— 15,2	0,9	— 8,2	— 18	— 6	— 13	— 9	+ 6	— 6
11 février 1895. .	— 1,9	+ 3,7	+ 3,1	— 4	0	— 1	+ 1	+ 4	+ 1
6 mars 1895. . .	— 7	+ 2,7	— 6,7	— 12	— 5	— 9	+ 2	+ 10	+ 3

surtout qu'à 1,100 mètres. Des circonstances spéciales peuvent intervenir pour modifier ces caractères, mais elles sont en général passagères, et ce n'est pas le lieu d'entrer ici dans trop de détails, je n'envisage que la généralité des faits. Le tableau ci-dessus présente quelques chiffres pris au hasard dans les différents mois d'hiver et qui montrent bien comment se comporte habituellement la température aux différentes altitudes.

En somme, ce qui ressort avec la plus grande évidence de ces observations, c'est la fréquence du beau temps à l'altitude, la sécheresse de l'air et la douceur de la température ; il m'a paru intéressant de montrer avec quelle précision s'étaient vérifiés, dans des recherches toutes récentes, les faits que je n'avais pu qu'entrevoir deux années auparavant dans des conditions défectueuse d'observation et que j'ai exposés dans les études précédentes.

DEUXIÈME PARTIE

CONSIDÉRATIONS GÉNÉRALES
SUR LA TUBERCULOSE
ET LE TRAITEMENT DES TUBERCULEUX

I

Le traitement de la tuberculose
est avant tout un traitement hygiénique.

Toutes les substances médicamenteuses,
toutes les méthodes thérapeutiques ont été ap-
pliquées à la tuberculose, toutes ont échoué.
Les méthodes même qui, s'inspirant des données scientifiques modernes, ont fait usage des
antiseptiques ou ont tenté de rendre l'organisme réfractaire au développement du bacille
n'ont donné aucun résultat précis; nous atten-
dons encore le médicament qui, sans nuire à
l'organisme, atteindra le microbe pathogène
dans l'intimité de nos tissus, ou le sérum qui

s'opposera à sa marche envahissante, le rendra inoffensif, l'éliminera.

Et cependant la tuberculose guérit souvent ; mais nous sommes encore bien loin de savoir pourquoi elle guérit, et de connaître les conditions exactes de cette guérison. Tel malade, soigné dès le début et soumis au traitement en apparence le plus rationnel et le plus efficace, n'obtient aucun résultat ; tel autre guérit sans avoir recours aux conseils des médecins et sans interrompre ses occupations. On a pensé que certaines diathèses favorisaient la guérison de la tuberculose ; mais on ne comprend pas bien qu'un arthritique, par exemple, qui n'a pas pu résister à la contagion, dont l'organisme n'a pas su opposer de barrière à l'introduction du bacille, ait cependant une tendance à transformer ses tubercules en tissu fibreux. D'autre part, il est difficile de considérer comme un processus de guérison la sclérose pulmonaire qui envahit le poumon d'un phtisique arthritique. On a dit que les phtisies acquises, accidentelles, guérissaient plus facilement que les phtisies héréditaires. Ces distinctions n'ont plus de valeur depuis que nous savons que la phtisie héréditaire est en général acquise, que sa gravité n'a pas de caractère fatal, et ne dépend que de l'affaiblissement du terrain sur lequel elle s'est développée, depuis que nous savons enfin qu'elle peut se modifier et guérir au même titre que toutes les autres formes de tuberculose sous l'influence d'une hygiène bien réglée.

Il n'y a plus aujourd'hui qu'une seule manière d'envisager la tuberculose, ses rapports avec l'organisme, sa guérison. C'est une maladie infectieuse, localisée de prédilection dans le poumon, se développant avant tout sur un terrain affaibli, et avec d'autant plus de facilité qu'elle trouve moins de résistance de la part des tissus; la déchéance organique est la condition primordiale de l'éclosion de la tuberculose. Ce n'est qu'exceptionnellement qu'elle envahit un organisme vigoureux, et dans ce cas il faut faire intervenir une virulence spéciale de l'élément infectieux; mais en général, dans la phtisie chronique commune, c'est le terrain seul qui peut nous donner la clef de l'évolution de la maladie. La tuberculose guérit, quand les éléments anatomiques sont en

état de s'opposer à son envahissement, quand
les échanges organiques sont actifs, quand les
phénomènes de nutrition sont intenses, quand
l'organisme présente à un degré élevé tous les
caractères d'une haute vitalité, quand, en résumé, l'état général est bon.

C'est là le secret de la guérison. Relever
l'état général, lui donner la force de lutter,
telle doit être la grande préoccupation du
médecin. Sans doute, on avait de tous temps
remarqué que les progrès de la maladie coïn-
cidaient avec une perte de forces, que le tuber-
leux était, avant tout, un malade dont l'organisme s'affaiblit progressivement, mais jamais,
avant ces dernières années, on n'avait songé
à faire du relèvement de l'état général une
méthode thérapeutique.

Les médicaments employés à titre de toniques, destinés à donner de l'appétit, à activer
les phénomènes de nutrition générale, n'ont
qu'une action superficielle et passagère, et
n'ont jamais donné les résultats que la théorie
leur attribuait.

Seul le traitement climatérique, entrevu
bien avant la découverte du bacille, pouvait

donner des preuves de sa puissance, et cela parce qu'il mettait en action un des principaux agents du traitement hygiénique, la vie en plein air; les voyages en mer, le séjour à la montagne, dans les pays chauds, au bord de la mer, attirèrent l'attention des médecins, et on crut avoir trouvé, dans les caractères de ces différents climats, des indications précises au traitement des principales formes de la tuberculose. Malheureusement on ne songeait pas que l'action du climat est secondaire, qu'on ne peut en attendre d'influence utile et favorable que si le malade est, avant tout, soumis à une vie régulière et hygiénique. Or, les grands principes hygiéniques étaient journellement méconnus par des malades qui n'attendaient leur guérison que du climat; et il arriva peu à peu que le traitement climatérique fut délaissé et perdit toute son importance, comme cela était arrivé pour les autres traitements. Il la perdit surtout le jour où l'on apprit que des tuberculeux guérissaient dans des climats indifférents, même mauvais, par la seule mise en œuvre d'un traitement hygiénique et diététique.

La question du climat a été ainsi écartée du traitement de la tuberculose; les auteurs les plus connus n'ont plus craint d'affirmer que le climat n'est rien, que les tuberculeux peuvent guérir dans tous les climats, à la condition qu'ils mènent une vie hygiénique. Je suis absolument persuadé que le traitement hygiénique est la base indispensable du traitement rationnel de la phtisie et qu'il peut être appliqué dans la plupart des climats et sous toutes les latitudes; mais je crois qu'on va trop loin en refusant toute action au climat. Les anciennes classifications des climats resteront toujours debout et le jour où des sanatoria seront créés dans les différents climats, on retrouvera des ressources d'une efficacité très grande qui s'appliqueront avec avantage à des indications auxquelles le traitement hygiénique seul ne peut répondre. Ce que je pense du climat, je le pense de la plupart des médicaments qui ont tour à tour été en faveur; à eux seuls ils ne peuvent rien sur la marche de la tuberculose; mais s'ensuit-il qu'ils soient absolument indifférents, que leur action soit nulle, et qu'en observant dans certains cas leurs bons effets on ait été le jouet d'illusions ? Je ne le crois pas ; un tuberculeux soumis à une vie normale, régulière, à une hygiène sévère et bien dirigée pourra bien souvent mettre à profit, suivant sa constitution, suivant son tempérament, suivant la forme de la maladie, tel ou tel médicament ; il faudrait n'avoir pas soigné de très près des tuberculeux pour refuser toute action à l'arsenic, à l'huile de foie de morue, à la créosote, de même qu'il faudrait être aveuglé par des idées toutes faites pour ne pas reconnaître que tel malade guérit plus facilement au bord de la mer qu'à la montagne, et réciproquement. Les différents climats, comme les différents médicaments, présentent des indications qu'il serait ridicule de dédaigner ; mais leur action ne doit être mise en jeu et n'a de chance de donner des résultats favorables que le jour où le tuberculeux a mis en œuvre et utilisé toutes les ressources du traitement hygiénique.

C'est le traitement hygiénique seul qui peut relever l'état général et rendre à l'organisme les forces qui lui sont nécessaires pour lutter; tous les autres moyens ne sont que secondaires, ce sont des adjuvants; il y a lieu de les appliquer avec perspicacité à certaines indications spéciales, tirées soit des modalités cliniques, soit de la constitution du malade.

On peut dire que si tous les tuberculeux se ressemblent au point de vue de l'état général, si tous ont un organisme affaibli, une nutrition ralentie et s'ils ont, par conséquent, tous besoin du même traitement hygiénique, qui seul peut relever l'état général, ils diffèrent cependant tous au point de vue clinique; les formes innombrables de la maladie, les mille manières dont se manifeste le tempérament et la constitution, modifiant la physionomie, la marche de la maladie, permettent de dire à propos de la tuberculose, plus qu'à propos de toute autre affection qu'il n'y a pas de tuberculose, qu'il n'y a que des tuberculeux. Aussi, vouloir appliquer systématiquement à tous les tuberculeux le même traitement me paraît ridicule; les grands et nombreux résultats obtenus par le traitement hygiénique ont fait oublier et délaisser bien des moyens utiles; c'est une erreur. Je suis convaincu que si l'on appliquait judicieusement au traitement de la tuberculose l'influence des climats si active sur l'organisme, si l'on connaissait bien l'action de certains médicaments, et qu'on sût les appliquer avec perspicacité à certains symptômes, à certaines constitutions qui en sont justiciables, on obtiendrait encore beaucoup plus de guérisons.

II

Le traitement hygiénique doit se faire dans un sanatorium.

Le traitement hygiénique, dont l'importance est aujourd'hui admise par tout le monde et qui est appliqué avec plus ou moins de régularité dans tous les sanatoria, consiste essentiellement dans la vie en plein air, le repos dans la station allongée, l'alimentation substantielle et abondante; l'importance capitale de ces trois points n'est pas contestée, et les modifications rapides qu'on observe dans l'état général des malades soumis à ce régime font journellement l'admiration des médecins qui visitent les sanatoria.

Au premier abord, ce traitement paraît très simple et à la portée de toutes les bonnes volontés; bien des malades s'étonnent qu'il faille pour si peu de chose séjourner pendant des mois et des années dans un sanatorium. Des médecins même, s'adressant à des malades intelligents, ont vite fait de les initier à tous les secrets du traitement hygiénique. Vivez à la campagne, sortez par tous les temps, laissez les fenêtres ouvertes pendant la nuit, ne vous fatiguez pas, mangez bien, et tout est dit. Que de malades, après avoir passé un ou deux mois dans un sanatorium, retournent dans leurs familles, louent une maison de campagne qu'ils se figurent bien exposée et bien abritée, s'installent dans leur jardin sur une chaise longue et sont tout étonnés de voir, au bout de peu de temps, que tout ne se passe pas aussi simplement; la cure d'air régulière est difficile, les mauvais temps y mettent un obstacle absolu, l'aération des appartements est presque impossible. L'alimentation s'en ressent, la fièvre reparaît et, en quelques semaines, on perd tout ce qu'on avait gagné.

Je ne saurais trop mettre en garde les médecins et les malades contre cette affirmation qu'on peut appliquer partout et dans toutes les circonstances le traitement hygiénique; cela

7.

n'est pas vrai et on court les plus grands dangers en abandonnant à eux-mêmes les malades dans une maison de campagne. Ce n'est que dans certaines conditions, sur lesquelles j'aurai à revenir plus loin, qu'on peut autoriser des tuberculeux à suivre leur traitement à la campagne loin de tout sanatorium. C'est ainsi que des malades en voie de guérison et rompus à toutes les minutieuses pratiques de la vie hygiénique peuvent, sans inconvénient et avec un peu d'intelligence, trouver ailleurs que dans un sanatorium les moyens de mener une vie normale et régulière; mais il n'en est plus de même pour tous ceux dont la maladie est en évolution, pour tous ceux qui n'ont pas encore obtenu cette amélioration décisive qui est le signe d'une guérison possible, et qui ne s'observe le plus souvent qu'après plusieurs mois de traitement méthodique.

Ce n'est que dans un sanatorium que l'on peut appliquer sérieusement le traitement hygiénique; la raison en est bien simple. Ces établissements sont, en général, situés dans de bons climats et permettent, par conséquent, de pratiquer en toute saison et par tous les temps la cure d'air; à supposer même que le climat soit indifférent ou mauvais, des aménagements spéciaux mettent les malades à l'abri du vent, du mauvais temps; puis, leur construction a été dirigée en vue d'une aération aussi parfaite que possible des chambres à coucher, des salons, de la salle à manger. Or, on ne peut trouver aucune de ces conditions dans nos habitations de plaine et de campagne, à moins naturellement qu'elles n'aient été spécialement construites dans ce but. Par les mauvais temps et dans la mauvaise saison, la cure d'air sera toujours abandonnée; jamais, à moins de s'enfermer entre quatre murs, on ne pourra éviter les vents de toutes sortes qui soufflent à la plaine, et on sait qu'il n'est pas possible de rester couché en plein air quand on est exposé au vent; jamais on ne pourra éviter à la campagne les brouillards, les froids humides et continuer pendant la nuit l'aération des chambres dans ces conditions. Ces circonstances climatériques, le vent et l'humidité, qui compromettent souvent, mais passagèrement, dans les meilleures stations, la cure d'air, sont habituelles à la plaine dans les régions du centre de l'Europe, au moins dans la mauvaise saison.

L'avantage du sanatorium n'est pas seulement de donner au malade les moyens de suivre facilement le traitement hygiénique, mais aussi de l'y obliger. Les conseils incessants du médecin, l'exemple des autres malades, l'organisation régulière de la vie font plus que la meilleure volonté. Une condition essentielle du traitement est de le suivre pendant longtemps sans interruption et sans défaillance ; il faut un entrainement méthodique et bien réglé pour donner à l'organisme l'habitude de se nourrir avec abondance, même avec excès, pour arriver à vivre des journées entières en plein air, et cela aussi bien par le mauvais que par le beau temps, pour dormir régulièrement dans une chambre bien aérée sans tenir compte du froid et de l'humidité.

Comme le malade n'est pas appelé à passer toute sa vie dans un sanatorium, et qu'il est obligé de se soigner, de prendre des précautions, de vivre hygiéniquement pendant de longues années, même lorsque la guérison semble complète, le temps qu'il passe dans un établissement de ce genre est une sorte d'apprentissage pendant lequel il se rend compte de tous les détails du traitement, de leur importance, pendant lequel il apprend à vivre de la vie qui convient le mieux à son état. Livré alors à lui-même il saura éviter toutes les fatigues, tous les entraînements, il saura tirer parti de tous les climats, éviter le séjour des villes, surtout en hiver, en un mot il saura se soigner et mener à bien une guérison qui est presque toujours l'œuvre de plusieurs années.

III

Le traitement hygiénique varie suivant les constitutions.

En étudiant le traitement des tuberculeux à l'altitude, je reviendrai sur la manière de pratiquer la cure d'air, sur l'importance de l'alimentation et du repos. Je voudrais, dans ce chapitre, montrer que la formule du traitement hygiénique n'est pas absolue et qu'elle peut être modifiée avantageusement de bien des manières suivant les tempéraments, suivant les constitutions. Il est vrai que ce n'est pas là la manière de faire usitée dans les sanatoria; la règle y est en général absolue et n'est que la traduction des idées du médecin sur le traitement de la tuberculose. Or, on a pris l'habitude d'avoir des idées absolues, et de vouloir plier à la théorie tous les malades

sans tenir compte des différences individuelles.

La nécessité du repos absolu est inscrite
dans le code de plus d'un sanatorium, le médecin y voit la condition *sine qua non* de la
guérison. Ailleurs, c'est la suralimentation qui
domine, et l'on dit couramment qu'il faut
beaucoup manger pour guérir; la seule préoccupation de bien des médecins est de suralimenter leurs malades. Ailleurs encore, le repos
est dédaigné; les exercices musculaires modérés, les promenades, la gymnastique pulmonaire sont à la base du traitement et im-
posés avec autant d'autorité que, dans d'autres
établissements, le repos absolu. Enfin, les
distractions, les jeux les plus tranquilles sont
défendus par plus d'un médecin, alors que tel
autre ne craint pas de permettre occasionnellement à ses malades toutes sortes de plaisirs,
y voyant même l'avantage de la distraction,
d'une interruption momentanée dans la monotonie du traitement.

Comment concilier ces différentes manières
d'agir, ces théories absolues et contradic-
toires? Je crois qu'il y a une part de vérité

dans chacune et que leur seul défaut est d'être absolues. Il faut trouver à ces divergences d'opinion une explication, il faut se défier d'idées toutes faites, il faut renoncer à un système absolu, applicable indistinctement à tous les malades, à moins de fermer les yeux et de vouloir nier les faits les plus évidents.

Ces divergences d'opinion m'avaient toujours intrigué et j'étais frappé de voir des médecins, qui prétendaient guérir la tuberculose par l'application rigoureuse du traitement hygiénique suivre des pratiques aussi opposées. Incliné personnellement à donner au repos absolu une grande importance, je fus très étonné de voir des tuberculeux mener à la montagne, sans difficulté, une vie active, bien plus, faire sans fatigue des ascensions importantes. Les médecins qui dirigeaient leur traitement ne redoutaient nullement ces exercices, qui auraient fatigué des personnes en bonne santé, et je dois reconnaître que les malades n'en souffraient pas.

Un jour je reçus la visite d'un médecin anglais, attaché à un hôpital de tuberculeux de Londres et connu universellement par l'importance de ses travaux sur le traitement et la guérison de la tuberculose. En visitant la galerie des malades, où faisaient leur cure, consciencieusement, tous les tuberculeux du sanatorium, il eut un haussement d'épaules ; il qualifia de chinoiserie cette méthode de traitement et me promit de ne m'envoyer des malades que si je m'engageais à ne pas les soumettre à la cure de galerie, à leur permettre tous les exercices physiques, promenades, ascensions, patinage, traineau, danse. Mon étonnement fut extrême et il m'expliqua que le traitement de la tuberculose ne devait avoir qu'un but : développer le poumon, faire entrer le plus d'air possible dans le poumon ; dans ces conditions, les parties saines, en se développant, arrêtent l'envahissement tuberculeux, compriment les parties malades, les isolent ; le meilleur moyen d'arriver à ce résultat est de faire de la gymnastique pulmonaire et d'encourager tous les exercices qui augmentent l'activité de la respiration. Nous voilà aux antipodes du traitement hygiénique tel que je l'ai formulé ; et cependant il y a dans ces idées une part de vérité, et l'autorité du médecin qui les a émises nous oblige à les prendre en sérieuse considération.

Il y a lieu de remarquer tout d'abord que les auteurs sont tous d'accord sur un point, sur l'aérothérapie. Vivre au grand air, respirer nuit et jour un air pur sont devenus des axiomes que personne ne songe à modifier, et qui sont mis en pratique dans tous les sanatoria. Les divergences n'existent que sur les autres pratiques qui ont pour but le relèvement de l'état général, à savoir la suralimentation, les distractions, les exercices physiques. Faut-il permettre les promenades, les exercices physiques ou imposer le repos? Faut-il suralimenter l'organisme pour que la nutrition soit active et même exagérée? Faut-il permettre des jeux, des distractions pour dissiper l'ennui, ou soumettre les malades à une vie animale, végétative en les privant de tout ce qui leur rappelle leur existence antérieure?

Il n'y a, à mon avis, qu'une seule manière de répondre à ces questions. Les conseils que l'on doit donner au malade, le genre de vie qu'on doit lui imposer doivent aboutir à relever son état général. Or, si relever l'état général consiste à entretenir dans une activité normale et même exagérée toutes les fonctions de l'organisme, à donner aux phénomènes de la nutrition une grande intensité, à maintenir à un haut degré les échanges organiques, n'est-il pas logique de penser qu'il y a, pour aboutir à ce résultat, bien des moyens et que ces moyens peuvent varier suivant les individualités, suivant les tempéraments, suivant les constitutions ?

En pleine santé, ne réagissons-nous pas de façon différente dans notre état général aux diverses excitations de la vie journalière ? Ce que des exercices physiques peuvent faire pour les uns, la bonne chère, l'oisiveté, les distractions peuvent le faire pour d'autres. On pourrait, à ce point de vue, établir trois grandes catégories d'individus : ceux qui vivent par les muscles et qui ont besoin pour se bien porter de se livrer à des exercices musculaires, au travail manuel, à une vie active ; ceux qui vivent par le tube digestif et qui ont besoin pour suffire à leur tâche journalière de manger beaucoup et de beaucoup digérer, et ceux enfin qui vivent par le système nerveux, qui redoutent l'ennui et la monotonie de la vie, qui ont besoin de toutes les distractions et ne trouvent le bien-être que dans la bonne humeur, les exercices de l'intelligence, les émotions du cœur. Ces trois types d'individus me paraissent représenter assez exactement les caractères de trois grandes races : les Anglo-Saxons, les Germains, les Latins. Il n'est pas exagéré de dire que si les Anglais, habitués dès leur enfance aux exercices physiques, trouvent dans une vie active le ressort de leur vitalité, les Allemands s'adressent plutôt à leur tube digestif pour trouver le bien-être, tandis que les races latines, les Français en particulier, ont besoin avant tout de la vie du cerveau, de la vie du cœur, et recherchent le bonheur, et par conséquent la santé, dans les exercices de l'intelligence, la conversation, les distractions de toutes sortes, les émotions. Or, nous sommes tous sous la dépendance de nos muscles, de nos intestins, de notre système nerveux, et l'homme normal devrait trouver dans le fonctionnement simultané de ces différents appareils les conditions

d'une vie hygiénique, d'un bon état général;
les différences qui existent entre les individus
tiennent à ce qu'ils trouvent, plutôt dans un
appareil que dans un autre, le ressort de la vie,
et cela par le fait d'habitudes datant de l'enfance, par le fait de la race, de dispositions
dépendant de l'hérédité, et constituant ce qui
caractérise les tempéraments, les constitutions. Ces considérations un peu schématiques
se justifient par des exemples journaliers; on
rencontre dans un sanatorium tous les types
de tempéraments. Chez les uns, la suralimentation est facile et fait les frais de tout le traitement. Que de Français ne supportent pas le
quart de la nourriture absorbée par des Allemands; que de malades désertent certains
sanatoria parce qu'on s'y ennuie et ne commencent à renaître que le jour où ils peuvent
jouir des beautés de la nature et occuper leurs
loisirs à des jeux, à des distractions; enfin
l'expérience n'a-t-elle pas prouvé que les
Anglais ne peuvent pas se soumettre au régime de repos imposé dans certains établissements et qu'ils n'en guérissent pas moins?

Je crois donc qu'on a grand tort de vouloir

imposer à tous les tuberculeux le même genre
de traitement hygiénique; il faut tenir compte
des différences individuelles et savoir apprécier les conditions qui conviennent spécialement aux uns et aux autres. La tâche du
médecin devient alors très importante et très
délicate; seule une étude patiente du caractère, du tempérament de son malade lui per-
mettra de doser intelligemment le repos, les
exercices, l'alimentation, les distractions, et
s'il est convaincu que la tuberculose guérit
souvent, que pour cela le tuberculeux doit
mener un genre de vie qui lui convienne
spécialement, que les plus petits détails de la
vie hygiénique ont une grande importance, il
comprendra la grandeur et la difficulté de sa
tâche, et il trouvera dans l'étude de l'indivi-
dualité de chaque malade des ressources qui
mettront sans cesse sa perspicacité et son sens
clinique en éveil.

IV

Le traitement hygiénique varie suivant la forme et la gravité de la maladie.

Ce ne sont pas seulement des individus que nous devons soigner, mais aussi des malades. Or, les modalités cliniques de la tuberculose, en d'autres termes les aspects sous lesquels se présentent les tuberculeux, sont innombrables. Tantôt c'est une diathèse qui imprime son cachet particulier à la marche de la maladie ; tantôt c'est la localisation anatomique, pleurale, broncho-pneumonique, pulmonaire qui domine la situation; tantôt c'est la marche plus ou moins aiguë, ou le degré plus ou moins avancé de l'affection qui attirent l'attention. Faut-il, dans toutes ces circonstances, qui s'enchevêtrent, se combinent de mille façons, adopter une même ligne de conduite, ou, au contraire, varier le traitement avec chaque malade ?

Si le traitement de la tuberculose doit avant tout avoir pour but et pour effet de régler d'une façon normale et hygiénique la vie du malade, si, par conséquent, les moindres circonstances de la vie journalière ont de l'importance et doivent être minutieusement réglées, on comprend que les détails du traitement doivent varier avec tous les cas. Chaque tuberculeux doit suivre le traitement qui lui convient; ce qui convient à l'un ne convient pas à l'autre; et il n'est pas trop exagéré de penser que tous les tuberculeux guériraient s'ils savaient se soigner et mener la vie qui convient à leur état particulier.

Du reste dans les sanatoria même, où des règlements précis organisent sur un même modèle la vie de tous les malades, on voit journellement se commettre des infractions à la règle. Pour ne citer qu'un exemple, les malades qui ont de la fièvre sont soumis à un régime beaucoup plus sévère que les autres; le repos le plus complet leur est ordonné, alors qu'on tolère des promenades chez ceux qui sont apyrétiques ; ceux qui sont en voie de guérison se permettent bien des licences, strictement interdites à ceux dont la maladie est en pleine activité.

Quelles sont les données cliniques qui nous permettent d'apprécier l'état pathologique du tuberculeux, le degré de sa maladie, sa tendance à la guérison, l'état de ses forces, de son état général, et qui nous donnent, par conséquent, des indications sur le traitement à suivre ? Sur quelles idées générales nous baserons-nous pour diriger avec intelligence et dans une direction sûre les conseils que nous donnerons au tuberculeux ?

Cette question me paraît avoir une grande importance, parce que je crois qu'on ne peut rien faire de bon et d'utile sans méthode, sans idée directrice. D'autre part, je suis convaincu que bien des idées généralement admises sur ce sujet sont fausses, de même que je trouve erroné et blâmable le scepticisme des médecins qui, n'ayant pas vu se réaliser bien des affirmations de nos livres classiques, ont perdu toute confiance dans les données de la pathologie et qui résument par la « vie à la campagne » toutes les idées qu'ils se font du traitement de la tuberculose.

Il est vrai que l'étude pathologique de la tuberculose ne nous donne pas d'indication utile sur le traitement. Cette affirmation, contraire à tout ce qui est écrit dans les traités spéciaux et classiques, est justifiée par ce qui se passe aujourd'hui dans tous les sanatoria. Les modalités cliniques créées par les grandes diathèses n'ont qu'un intérêt scientifique; ce n'est pas parce qu'un phtisique est arthritique ou scrofuleux qu'on lui conseillera plutôt l'exercice que le repos, la vie à la montagne plutôt qu'au bord de la mer, etc. J'ai vu des types de phtisiques arthritiques se porter parfaitement à la montagne et mener à bien leur traitement comme des phtisiques scrofuleux ou hystériques.

Tiendrons-nous compte des données de l'auscultation? Il semble, au premier abord, qu'on devrait trouver dans l'auscultation le secret de l'état réel du phtisique; n'avons-nous pas appris à partager la marche de la tuberculose en trois périodes, et à trouver dans les phénomènes d'auscultation les signes

de l'amélioration ou de l'aggravation de la maladie? Loin de moi la pensée de dire, par
exemple, que l'auscultation d'une caverne ne
nous apprend rien de plus que l'auscultation
d'une simple induration. Mais je prétends
qu'au point de vue du traitement nous ne trou-
vons dans l'auscultation que des indications
secondaires et souvent erronées.

Tout d'abord l'auscultation n'est pas assez
perfectionnée pour nous donner toujours l'état
réel des lésions. On connait les difficultés et
les incertitudes de l'auscultation pratiquée au
début de la maladie, au moment où il serait le
plus utile d'être fixé sur le degré du processus
morbide ; d'autre part, l'auscultation nous
trompe journellement sur la nature tuberculeuse ou simplement congestive ou inflamma-
toire des lésions. Que de fois des tuberculeux
en voie de guérison sont atteints, soit par le
fait d'imprudences, soit sans cause appréciable,
de poussées congestives, de bronchites, de
grippes ; la fièvre qui accompagne ces complications fait craindre une évolution active de
la tuberculose, et on est tout étonné au bout
d'une quinzaine de jours de voir ces phéno-

mêmes se dissiper, tout rentrer dans l'ordre, et souvent même les lésions purement tuberculeuses s'amender et subir une amélioration. Comment distinguer ces accidents de ceux qui ont pour base une phase aiguë de la maladie, un envahissement bacillaire ? Ne voit-on pas des tuberculeux portant une lésion localisée à un sommet, par exemple, dépérir progressivement et s'éteindre sans que l'auscultation se soit modifiée, alors qu'une poussée granulique seule, inaccessible à l'auscultation, aurait pu nous donner l'explication du dénouement fatal. On pourrait ainsi multiplier les exemples et montrer de la façon la plus précise que l'auscultation seule est impuissante à nous renseigner sur l'état réel du tuberculeux.

Un médecin, qui aurait la prétention de connaître un tuberculeux après un seul examen et qui se guiderait sur les données de l'auscultation pour donner des conseils sur la manière de régler le traitement hygiénique, aurait toutes les chances de commettre les plus graves erreurs ; je pourrais citer bien des faits qui confirment cette affirmation,

J'ai vu un médecin, dont la compétence en matière de tuberculose est indiscutable, se tromper complètement chez plusieurs malades qui eurent l'idée d'aller le consulter; il prit pour du ramollissement ce qui n'était qu'une congestion passagère, annonça des pronostics très graves à des malades en voie de guérison. Une étude prolongée du malade et surtout de son état général, des auscultations répétées sont indispensables si l'on veut se rendre un compte exact de l'état des lésions, de leur marche, de leur gravité.

Ce que j'ai dit des formes de la tuberculose, des données de l'auscultation, je pourrais le redire des trois degrés que la pathologie assigne à la marche du processus morbide. Sans doute au premier abord et surtout chez des tuberculeux qui ne suivent pas de traitement régulier, le premier degré paraît moins grave et plus capable de guérison que le ramollissement, que la caverne. Dans un sanatorium, les choses se passent différemment. L'évolution de la tuberculose n'est plus fatale; elle est soumise à des conditions que nous ne connaissons pas encore suffisamment et dont l'une des plus importantes est le traitement ; elle se joue à tout instant de nos pronostics, basés sur la gravité apparente des lésions. Il y a bien des tuberculeux au premier degré qui sont plus malades que des caverneux et dont la maladie suit sa marche progressive sans rémission ; nombreux sont les caverneux, ceux surtout dont les lésions, quoique avancées, ne sont pas diffuses, qui s'améliorent, qui restent stationnaires, qui finissent par guérir. Il est évident qu'un tuberculeux au troisième degré mettra pour guérir plus de temps qu'un malade à une phase de début ; mais il n'est plus possible aujourd'hui, à voir ce qui se passe dans un établissement où le traitement est bien dirigé, de baser le pronostic sur le degré de la maladie. À toute période il est permis d'espérer, et le médecin a le devoir d'entretenir cette espérance chez tous ses malades.

Il y aurait plutôt lieu, pour apprécier la gravité et le degré de curabilité de la tuberculose, de tenir compte du degré de diffusion des lésions ; une caverne localisée est certainement plus facile à guérir que des tubercules disséminés ; dans bien des cas l'ulcération et l'élimination des parties mortifiées est le premier pas vers la guérison. Tout l'effort de l'organisme se concentrant sur un seul point pour l'isoler des tissus voisins, le résultat favorable est plus sûrement atteint que lorsque l'infiltration est diffuse, disséminée ; les rechutes sont incessantes alors, et un point n'est pas plus tôt guéri, qu'un autre entre en scène. L'auscultation, malheureusement, ne peut pas toujours nous dire si au voisinage d'une lésion bien évidente et dans d'autres points du poumon il n'y a pas de jeunes tubercules prêts à évoluer.

Nous venons, dans ce chapitre, de montrer qu'on aurait tort de vouloir imposer à tous les tuberculeux le même traitement hygiénique ; puis nous nous sommes demandé sur quelles données on pouvait se baser pour régler ce traitement en connaissance de cause ; nous avons vu que ni la forme, ni le degré de la maladie, ni l'auscultation ne pouvaient nous donner la clef du problème, c'est-à-dire la connaissance de l'état réel du tuberculeux, des ressources de son organisme, de son état général, des moyens qui lui restent pour lutter, et, par conséquent, ne pouvaient nous guider avec précision dans le traitement. Dans le chapitre suivant j'essaierai de résoudre cette question en l'envisageant au point de vue de l'évolution tuberculeuse.

V

De l'évolution de la tuberculose.

Je partage les tuberculeux en deux grands groupes : 1° ceux chez lesquels la tuberculose est en évolution, chez lesquels le processus morbide est en activité, envahit plus ou moins rapidement les régions voisines, et 2° ceux chez lesquels la maladie est arrêtée, n'évolue pas.

Cette distinction, qui doit évidemment reposer sur une base anatomo-pathologique, est en tout cas essentiellement clinique. Qu'il s'agisse d'un tuberculeux au début, d'un tuberculeux en plein ramollissement ou d'un tuberculeux cavitaire, il faut, dans toutes les circonstances, en revenir à l'idée d'une lutte entre l'organisme et la maladie ; le jour où l'organisme est le plus fort, la maladie s'arrête ; dès

qu'elle s'arrête, elle peut guérir. Si nous avons
pu dire qu'un tuberculeux au début était souvent plus malade qu'un tuberculeux à la troisième période, c'est parce que, dans un cas,
l'envahissement bacillaire est en pleine évolution, et qu'il est arrêté dans l'autre ; or, tant
que l'évolution de la tuberculose n'est pas
enrayée, le pronostic doit être réservé, on ne
peut qu'espérer un arrêt de l'évolution ; la guérison ne peut se promettre qu'aux malades
dont l'évolution tuberculeuse est enrayée. Le
traitement hygiénique est actuellement le
moyen le plus efficace que nous possédions
pour arrêter l'évolution tuberculeuse, à quelque période qu'elle soit arrivée ; dans un sanatorium les malades de cette catégorie sont toujours en grande majorité.

Il n'est pas toujours facile de résoudre cette
question de l'évolution tuberculeuse ; une
étude minutieuse et une observation prolongée sont souvent nécessaires pour se prononcer.
Tant qu'il y a de la fièvre on est en droit de
penser que la maladie est en activité ; cela est
vrai dans le plus grand nombre des cas. Toutefois, je dois faire remarquer que la fièvre

n'est pas un critérium absolu de l'envahissement tuberculeux; elle peut être passagère à l'occasion de fatigues, au moment de complications purement inflammatoires ; elle peut ne se traduire que par une élévation de quelques dixièmes de degré dans certaines circonstances spéciales sans être en rapport avec le processus morbide. C'est ainsi, par exemple, qu'à l'altitude il n'est pas rare de constater une température axillaire de 37°,5 sans qu'il s'agisse de fièvre proprement dite ; l'activité spéciale de la circulation et des phénomènes de nutrition suffit à expliquer cette légère élévation de la température.

Quoi qu'il en soit de ces exceptions, on peut dire que tant qu'un tuberculeux a de la fièvre, la maladie évolue ; l'apyrexie est une des premières conditions de l'arrêt de l'évolution. Mais tous les tuberculeux n'ont pas de fièvre, et il est hors de doute que bien souvent la maladie est arrivée à un degré avancé sans qu'on ait constaté d'élévation thermique. Cela s'observe surtout dans les sanatoria, où le régime de vie et principalement le repos suppriment les causes ordinaires de fièvre. Il y a beaucoup d'espèces de fièvres chez les tuberculeux et, si nous en connaissions exactement les causes réelles, on pourrait très utilement classer les formes de tuberculose d'après la fièvre ; or, dans bien des cas il nous est impossible de dire pourquoi un malade a de la fièvre et pourquoi elle le quitte. On voit des tuberculeux qui ont de la fièvre tous les soirs et jusqu'à 39° pendant six mois, et qui, un beau jour, renaissent à la santé, sans que les phénomènes d'auscultation nous expliquent ce changement radical de l'évolution ; s'agit-il de l'élimination définitive de produits infectieux dont la résorption journalière était la cause de l'élévation thermique? s'agit-il de la disparition de quelque infection secondaire, qu'on tend aujourd'hui à accuser de tous les troubles de l'état général? s'agit-il d'une modification secondaire, inaccessible à l'oreille, de la vitalité bacillaire ? Autant de questions que l'on est appelé à se poser sans pouvoir toujours les résoudre.

Ce qui est indiscutable, c'est que la vie en plein air et le repos sont les meilleurs moyens que nous ayons à notre disposition pour faire

tomber la fièvre des tuberculeux, quelle qu'en
soit sa cause. C'est beaucoup, et le plus souvent
l'apyrexie est un bon signe de l'arrêt de l'évolution tuberculeuse, mais ce signe ne suffit pas.
Il faut bien se garder de juger trop prompte-
ment la marche de la tuberculose d'après la
température. On voit très souvent des malades, en apparence améliorés par le traitement
hygiénique, chez lesquels la fièvre qui existait
auparavant cède peu à peu au traitement par
le repos et qui cependant ont peu d'appétit et
maigrissent ; dans ces cas l'évolution tuberculeuse n'est pas encore modifiée.

Mais il y a plus encore ; on peut, par la
suralimentation, par l'usage intensif des corps
gras, d'injections à hautes doses d'huile
créosotée, engraisser les malades, et constater toutes les semaines une augmentation
de poids, sans qu'on ait modifié en quoi que
ce soit la marche progressive des lésions
pulmonaires ; j'ai observé des cas de ces
différentes catégories et je dois dire qu'ils
sont en général difficiles à élucider. Comment
ne pas croire qu'un tuberculeux apyrétique
qui engraisse n'est pas sur le chemin de la

guérison ? C'est que l'augmentation de poids n'est pas tout ; on peut parfaitement produire un engraissement artificiel sans modifier l'état général ; les malades de ce genre n'ont que l'apparence d'une meilleure santé, leurs forces n'augmentent pas ; on s'en rend bien compte en constatant leur essoufflement au moindre mouvement, leur manque d'énergie, d'entrain, d'appétit, la difficulté avec laquelle ils se soumettent au régime de la suralimentation ; du reste, cette amélioration apparente ne se maintient pas longtemps dans ces cas ; seuls les malades qui élaborent leurs aliments et dont l'augmentation de poids est le signe d'une nutrition très active peuvent continuer sans fatigue la suralimentation pendant toute la durée de leur maladie ; ceux qui ne font qu'emmagasiner des corps gras, et dont la nutrition réelle est plutôt ralentie, finissent bientôt par être fatigués du régime et maigrissent fatalement. Une étude attentive de l'état de toutes les fonctions de l'organisme peut seule, dans ces cas où l'état général semble bon, donner des indications sur l'évolution ou l'arrêt de la maladie ; cette étude est délicate et peu accessible à nos moyens d'investigation, elle doit faire appel à la perspicacité et au sens clinique du médecin.

On peut résumer ces quelques faits en disant que parmi les malades dont les lésions évoluent, il y a deux grandes catégories à établir : 1° ceux qui ont de la fièvre ; 2° ceux qui n'en ont pas.

Chez le plus grand nombre des tuberculeux qui sont soumis à un traitement hygiénique sévère, la tuberculose s'arrête dans son évolution. Ce qui se passe à partir de ce moment varie avec tous les malades suivant les caractères cliniques, suivant les formes et le degré de la tuberculose. Ceux qui étaient au début de l'affection guérissent assez rapidement et leur guérison peut être définitive. Mais ceux dont les lésions étaient déjà accentuées s'améliorent plus lentement et leur guérison peut demander quelquefois plusieurs années.

On peut cliniquement établir deux catégories parmi les malades dont les lésions tuberculeuses, arrivées déjà à un certain développement, sont arrêtées dans leur évolution : ceux qui restent stationnaires et ceux qui s'améliorent ou qui guérissent.

Dans les premiers cas, les phénomènes se passent ordinairement de la façon suivante : un tuberculeux en pleine évolution est soumis dans un sanatorium au traitement hygiénique ; l'amélioration de l'état général ne tarde pas à se produire ; au bout d'un ou deux mois, les forces, l'appétit, l'embonpoint sont revenus ; en même temps les lésions locales se sont modifiées ; la zone congestive qui est le signe de l'envahissement bacillaire a disparu, il ne reste plus qu'une lésion circonscrite et nettement séparée du tissu voisin normal. A partir de ce moment on n'observe plus aucun changement dans l'état local ; le malade conserve sa lésion tuberculeuse, son état général reste excellent, rien ne le distingue d'un homme sain si ce n'est une légère expectoration ; cette situation peut se prolonger pendant des années. Je connais des malades qui, depuis quatre ans, portent dans un sommet soit un foyer de craquements, soit une caverne, sans que leur état de santé en ait souffert un instant, et sans qu'on puisse observer ni une amélioration ni une aggravation des lésions pulmonaires. Je dois ajouter que les bacilles n'ont pas disparu de l'expectoration. Comment expliquer ces faits ? Il me paraît bien difficile de comprendre qu'une lésion due à une évolution bacillaire puisse se maintenir indéfiniment sans aboutir soit à une extension des lésions, soit à une diminution progressive. Quoi qu'il en soit, le fait est hors de doute, et l'on est obligé, dans ces cas, d'admettre que la lésion est séparée du tissu voisin par une épaisse coque de tissu fibreux qui arrête son extension, et qu'elle doit finir à la longue par se cicatriser.

Les cas dans lesquels l'évolution tuberculeuse est arrêtée et qui restent stationnaires sont assez rares. En général, l'amélioration fait des progrès et le malade finit par guérir. On observe alors une diminution progressive, mais très lente, des signes d'auscultation ; suivant le degré de la maladie, le retour à l'état normal peut demander des mois ou des années, l'expectoration diminue peu à peu, les bacilles disparaissent. Qu'est devenue la lésion tuberculeuse ? Bien souvent elle est remplacée par du tissu fibreux ; la guérison est alors définitive. Il serait bien important de pouvoir diagnostiquer cette transformation fibreuse des tubercules, car c'est le seul cas où l'on pourrait affirmer au malade qu'il n'a plus rien à craindre.

Mais ce n'est pas toujours de tissu fibreux qu'il s'agit ; les tubercules s'enkystent, se dessèchent, et conservent emprisonnés des bacilles qu'une circonstance malheureuse pourra réveiller et remettre en activité. On a parlé récemment de tumeurs blanches du genou guéries depuis plusieurs années et dans lesquelles on a pu retrouver des bacilles virulents ; la même chose se passe dans le poumon. J'en puis citer un exemple fort intéressant. Un jeune homme vint faire un séjour d'agrément à Leysin ; quelques années auparavant, il avait été soigné pour une tuberculose, qui passait pour guérie depuis deux ans. Rien ne pouvait mettre en doute cette guérison ; bon état général, pas de signe d'auscultation, pas d'expectoration ; il faisait, du reste, ses études en droit sans songer à son ancienne maladie. Un jour, il eut un accès

de fièvre, il crut s'être refroidi, il eut un peu
de toux et expectora, le lendemain, quelques
crachats insignifiants en apparence, ce qui
ne lui était pas arrivé depuis deux ans ; les
crachats contenaient des bacilles en abondance.
Ce fut tout. Son indisposition fut passagère ;
l'expectoration n'avait duré qu'un jour. Je
pus le suivre encore pendant deux mois sans
noter aucun signe d'auscultation, ni aucune
modification de son état général. Évidemment
ce malade venait d'éliminer un petit foyer
tuberculeux qu'il portait depuis deux ans à
l'état latent. En toute autre circonstance, ce
foyer, au lieu de s'éliminer, aurait pu se greffer
sur les tissus voisins, ou, à la faveur d'une
bronchite, d'une poussée congestive se réveiller et être le point de départ d'une nouvelle
évolution tuberculeuse.

En règle générale, on ne doit donc pas trop
se hâter de prononcer le mot de guérison définitive. Un tuberculeux guéri doit être sur ses
gardes pendant longtemps ; la tuberculose qui
parait guérie peut n'être qu'endormie.

La notion de l'évolution tuberculeuse, que
j'ai adoptée pour base de la classification des

diverses modalités cliniques, est la seule qui, à mon avis, doive diriger avec précision les indications du traitement hygiénique. Je ne peux pas entrer à ce sujet dans des détails qui courraient risque de m'entraîner trop loin et de faire perdre de vue l'ensemble des faits ; j'ai déjà dit qu'il y avait autant de tuberculoses que de tuberculeux ; c'est une étude raisonnée de chaque cas en particulier qui seule peut permettre de régler les diverses pratiques de la vie hygiénique.

Je me bornerai à montrer que le traitement peut être modifié et doit l'être avec avantage dans les grandes catégories que j'ai établies d'après l'évolution de la maladie.

VI

Du traitement hygiénique
suivant l'évolution de la tuberculose.

Tant que la maladie est en évolution, le traitement doit être régulièrement suivi. Il ne s'agit pas de mener une vie simplement hygiénique, il faut lutter avec persévérance et une grande force de volonté; le médecin et le malade. l'un par ses recommandations très précises, l'autre, en le secondant de tous ses efforts, doivent dans les plus petits détails de la vie journalière ne pas perdre de vue que le traitement hygiénique a la valeur des plus puissants médicaments et qu'il est seul capable d'arrêter la marche de la maladie.

Les malades qui ont de la fièvre doivent être soumis au repos absolu et à la vie en plein air. Suivant les circonstances, les climats, les installations des établissements, cette cure peut se faire soit dans des chambres dont les fenêtres restent ouvertes en permanence, soit dans des pavillons isolés ; à la rigueur, les malades peuvent être transportés dans les galeries de cure, mais ils ne doivent se livrer à aucun mouvement ; ils ne doivent pas s'habiller longuement, ils ne doivent pas se rendre à pied à la galerie, ils ne doivent pas quitter leur lit ou leur chaise longue pour prendre des repas en commun dans une salle à manger.

Le repos absolu est de rigueur tant qu'il y a de la fièvre ; c'est le meilleur et le plus sûr antipyrétique que nous possédions. Cette règle s'impose surtout pour les malades qui ont de la fièvre de fatigue, de surmenage, et pour ceux dont la fièvre est le signe d'une forme aiguë, rapide de l'envahissement tuberculeux. Elle peut être atténuée en faveur de ceux qui n'ont, par exemple, qu'un accès de peu de durée dans l'après-midi ou dans la soirée ; souvent, dans des cas de ce genre, on pourra autoriser de courtes promenades dans la matinée ; mais il faut être très prudent, et le médecin devra tenir compte de bien des circonstances individuelles pour doser exactement la quantité d'exercice qui sera inoffensive.

Dans les périodes avancées, quand la tuberculose est disséminée, le malade en pleine infection et en proie à la fièvre hectique, quand le pronostic est sûrement fatal, j'estime qu'on n'a aucun avantage à tirer du repos absolu, et je trouve inutile de condamner au lit pendant des semaines ou des mois des tuberculeux qui n'ont plus de guérison à espérer. Le malade trouve dans de petites promenades, dans des distractions inoffensives, un plaisir qui suffit souvent à le remonter, à lui donner de nouveau un peu de confiance et d'espoir; il perd, au contraire, tout courage, tout ressort dès qu'il est condamné à la chambre et au lit. Ces faits s'observent journellement chez les tuberculeux qui ne sont pas soignés; c'est la marche ordinaire de la tuberculose livrée à elle-même. Le malade lutte pendant longtemps par une vie active, par des distractions, il méprise la fièvre qui ne lui enlève l'appétit que le soir; pendant ce temps, les lésions progressent; un médecin consulté est effrayé de l'étendue du mal, ordonne le repos. Il n'en faut pas plus pour voir l'amaigrissement faire de grands progrès et le malade perdre le peu de forces qui lui restaient.

Il arrive donc un moment où l'organisme ne peut plus lutter, où il est incapable de faire l'effort nécessaire pour résister à la maladie : à ce moment, le repos le livre désarmé au bacille et aux infections secondaires. Autant le repos absolu me paraît le seul moyen efficace de permettre à l'organisme de se servir de sa force, de mettre en œuvre toute son énergie pour engager la lutte et par conséquent faire tomber la fièvre, tant que l'état général conserve encore quelques ressources, et que l'infection n'est pas trop invétérée, autant on est en droit de le redouter dans le cas contraire. Une des grandes difficultés du traitement des tuberculeux pour le médecin est de savoir ce que l'organisme est capable de donner et la grande loi, qui s'applique à tous les cas et à tous les traitements, est de ne pas lui demander plus qu'il ne peut fournir.

Je n'entrerai pas dans les détails de l'alimentation des tuberculeux qui ont de la fièvre ;

je serais entraîné trop loin, et tout ce que les auteurs, qui se sont occupés du traitement de la tuberculose, ont écrit sur ce sujet est exact. L'alimentation a une importance de premier ordre ; elle s'adresse malheureusement dans ce cas à un organisme qui n'a pas d'appétit, qui rejette les aliments qu'on veut lui faire absorber de force, qui n'est pas en état de les élaborer. Il faut de la patience, de la persévérance, savoir accorder, en oubliant toutes les théories, les aliments qui plaisent au malade, choisir ceux qu'il digère et éliminer les autres. On finit presque toujours par réussir ; des malades peuvent vivre pendant plusieurs mois de lait ou d'œufs, ou de viande crue et trouver dans l'un ou l'autre de ces aliments les éléments de réparation organique ; l'amaigrissement s'arrête et la fièvre tombe le jour où l'organisme, où les tissus, grâce au repos, grâce à une alimentation bien réglée ont accumulé des réserves suffisantes pour engager la lutte.

La deuxième catégorie de malades, celle des tuberculeux apyrétiques et cependant en évolution, est la plus nombreuse, la plus intéressante à soigner; elle comprend tous les cas chez lesquels, soit spontanément, soit par l'effet d'un traitement bien dirigé, la fièvre a disparu. Dans un sanatorium, le repos, la cure d'air viennent à bout de cette fièvre tuberculeuse; mais, même livrés à eux-mêmes, abandonnés à leur vie habituelle, bien des malades chez qui la première atteinte de la tuberculose a pris les allures d'une grippe, d'une bronchite, d'une congestion pulmonaire perdent leur fièvre, et se croient guéris par cela même, traînant une queue de rhume qu'ils s'attendent à voir disparaître, mais qui finit peu à peu par miner leur état général.

Le moment où le tuberculeux n'a plus de fièvre est un moment critique; c'est le moment où le médecin peut intervenir le plus utilement, et où son intervention a le plus de chances d'entraîner l'organisme vers l'amélioration réelle, celle qui aboutit à une amélioration des lésions pulmonaires. Bien des médecins, malheureusement, ne se doutant pas que la phase aiguë par laquelle a passé le malade ne représentait qu'une poussée congestive, ou une grippe vulgaire, se félicitent du retour apparent de la santé, de la chute de la fièvre, de la disparition des phénomènes d'auscultation qui se passaient autour d'un foyer tuberculeux de peu d'importance, et ils s'endorment dans une inaction et dans une sécurité que le malade ne demande pas mieux que de partager. C'est l'exemple de ce qui se passe tous les jours ; un tuberculeux est considéré comme amélioré, en voie de guérison, il abandonne son traitement, il reprend ses occupations ; on le retrouve six mois plus tard dans un état désespéré.

J'ai déjà dit combien il était difficile de savoir si l'évolution tuberculeuse se poursuit chez un tuberculeux apyrétique, ou si elle est enrayée. L'auscultation nous renseigne peu ; ce n'est qu'au bout de plusieurs semaines ou de plusieurs mois qu'on peut constater une diminution ou une augmentation des lésions. Il faut une étude minutieuse de l'état général, de toutes les fonctions de l'organisme, de la nutrition, pour dire si un malade s'améliore ou non. Tant que l'état général n'est pas excellent, tant que la nutrition n'est pas parfaite et même dans un état de suractivité, le malade doit suivre régulièrement son traitement et ne s'en écarter sous aucun prétexte. C'est à relever l'état général, à lui donner un surcroît de forces et d'énergie que doivent donc tendre tous les efforts du médecin. La fièvre est tombée, l'organisme se livre de lui-même à la main dont l'habileté le dirigera dans cette voie:

C'est dans ces cas qu'il y a lieu de tenir compte de bien des circonstances individuelles, dans le traitement hygiénique; il faut savoir trouver les conditions qui donnent le plus vigoureusement ce coup de fouet à l'organisme; elles varient avec les individus suivant les tempéraments et la constitution; l'étude individuelle de chaque malade donne des indications qui permettent de tirer parti soit du repos, soit de la suralimentation, soit de quelques exercices sagement gradués; chacun réagit différemment à ces divers moyens d'entraînement.

C'est aussi pour ces malades que se pose, à titre secondaire, il est vrai, mais souvent très important, la question du climat, des médicaments. Un climat froid, tonique, excitant même, pourra réveiller tel organisme,

alors qu'un autre plus délicat se trouvera
mieux dans un air doux; les uns ont besoin
d'un air sec, d'autres ne craignent pas l'humidité; et toutes ces circonstances doivent être
pesées par le médecin, car elles viennent en
aide au traitement d'une façon merveilleuse.
Souvent elles peuvent même représenter des
indications capitales; j'ai vu dépérir des malades, soumis dans un sanatorium de plaine
au régime hygiénique sévère, à qui il a suffi
du coup de fouet donné par l'air des montagnes ou l'air de la mer pour entraîner une
amélioration réelle; et le contraire peut arriver.
Certains organismes ne supportent pas la montagne, et ne commencent à guérir que le jour
où ils vivent dans les vallées ou à la plaine.

J'en dirai autant des médicaments. L'huile
de foie de morue, les alcooliques, la créosote et tous ses dérivés peuvent rendre les
plus grands services quand ils sont administrés avec précision; leurs indications sont,
il est vrai, assez rares, sauf pour l'huile de
foie de morue qui, pour beaucoup d'organismes, n'est qu'un aliment; le plus grand
nombre des tuberculeux peut guérir sans

gaïacol ni créosote, et la mode actuelle est de refuser à ces substances toute action utile. Mais je crois qu'on est allé trop loin; chez beaucoup de malades, on arrive à diminuer l'expectoration par l'usage de la créosote, et cela seul suffirait, selon moi, pour nous engager à ne pas négliger ce médicament.

Quel que soit le régime adopté, quel que soit le climat qui convienne au malade, le traitement doit se prolonger au moins pendant plusieurs mois; car tant que l'amélioration des lésions pulmonaires n'est pas certaine, tant que l'organisme n'a pas pris l'habitude d'un fonctionnement intense, exagéré, on peut toujours craindre un retour offensif de la maladie; un rien, un refroidissement, une fatigue, une affection intercurrente peuvent tout remettre en jeu et, en quelques jours de fièvre, faire perdre tout ce qu'on avait gagné par plusieurs mois de régime.

Supposons maintenant que l'évolution de la tuberculose soit arrêtée; le malade rentre dans la catégorie des tuberculeux stationnaires ou des tuberculeux améliorés, en voie de guérison ou appelés à guérir. Rien de plus difficile que de régler la ligne de conduite dans ces cas; tandis que des malades ont besoin de tous les ménagements et sont obligés, même après leur guérison, de prendre journellement de grandes précautions, d'autres se livrent, sans préjudice, à tous les écarts ; c'est un jeu dangereux et qui ne saurait jamais être conseillé par le médecin; mais le fait est certain, des malades peuvent parfaire leur guérison par des ascensions, des exercices physiques violents.

La longueur de cette période d'amélioration, qui doit aboutir à la guérison, est le grand obstacle au traitement; les malades s'impatientent, ils veulent reprendre leurs occupations, le régime du sanatorium leur devient odieux. Force est le plus souvent de les abandonner à eux-mêmes et de compter sur leur intelligence et leur fermeté pour éviter des rechutes ; le long apprentissage de leur temps de cure a dû les initier à tous les secrets d'une vie hygiénique, ils doivent savoir ce qu'ils peuvent entreprendre. Les plus raisonnables reviennent en général passer au sanatorium la mauvaise saison, et passent

l'été à la campagne ou dans les montagnes ;
ils varient leurs séjours, et cette variété contribue à maintenir toujours leur état général
en bon état. Car il est certain qu'à la longue
le séjour dans une même station devient fatigant, le changement s'impose, et il n'y a que
des avantages à tirer pour l'organisme de nouvelles conditions climatériques, de nouvelles
relations, d'un nouveau genre de vie.

Sans entrer dans de grands détails, j'ai
voulu montrer dans ce chapitre comment le
traitement hygiénique devait principalement
être dirigé d'après la marche de la maladie,
d'après son évolution. Je ne dirai rien du
traitement des tuberculeux guéris ; je ne
pourrais que répéter les conseils que leur ont
donnés tous les auteurs, et leur rappeler que
pendant plusieurs années ils peuvent être
exposés, à l'occasion d'écarts de régime, de
fatigues, d'excès, à voir se réveiller une lésion
que l'on croyait éteinte.

J'ai cherché dans ces quelques pages à montrer de quelle manière se pose pour un médecin de sanatorium le problème de la guérison

de la tuberculose et d'après quelles données générales doit se diriger sa ligne de conduite. Un médecin de tuberculeux doit être un bon clinicien. Sans doute son rôle moral a une importance de premier ordre et je ne saurais qu'approuver et citer comme des modèles les pages qu'ont écrites sur ce sujet les médecins qui, les premiers, ont eu l'idée de guérir les tuberculeux par le traitement hygiénique. Dans un établissement où séjournent pendant longtemps un grand nombre de malades, atteints d'une affection, dont la guérison est très longue à obtenir, et, qui le plus souvent, n'altérant pas l'état général, conserve à l'organisme les apparences de la santé, le médecin doit se doubler d'un conseiller, d'un ami, d'un professeur; sans cacher la gravité de la maladie, il doit entretenir l'espérance et lutter journellement contre le découragement, il doit faire preuve enfin d'une patience à toute épreuve pour venir à bout des caractères légers et indifférents, des mauvaises volontés. Ce rôle de précepteur, d'éducateur, de surveillant demande un grand dévouement; au premier abord, il paraît manquer d'intérêt et être indigne des préoccupations d'un homme de science; cela serait vrai si le médecin n'était que cela. Mais la tuberculose est un champ assez vaste pour fournir aux plus difficiles des occasions incessantes d'exercer leur sens clinique, pour poser les problèmes les plus intéressants et dont la solution demande un esprit large et élevé, libre de préjugés et de formules toutes faites. Le champ est vaste, car nous ne connaissons encore que très imparfaitement la tuberculose, ses conditions d'évolution et son traitement. Nous avons entre les mains les données du problème; ce problème diffère avec chaque malade et varie à l'infini, se jouant de nos idées théoriques. Il se réduit à deux éléments : le bacille et le terrain. Il est probable que les bacilles ne sont pas tous égaux en virulence et qu'une partie de l'évolution de la maladie est en rapport avec les qualités, les caractères du bacille; nous n'avons sur ce côté de la question que des connaissances vagues. C'est pour cela que toutes les médications locales, toutes celles qui s'adressent à l'élément infectieux sont et seront probablement toujours impuissantes. C'est que le bacille n'est pas tout, il n'est même presque rien. Tant que le terrain sur lequel il s'est développé ne se modifie pas, tant qu'il trouvera dans l'organisme, dans l'intimité de nos tissus, dans les éléments anatomiques les conditions de son existence, les antiseptiques et les sérums n'auront qu'une action superficielle et passagère. Etudier le terrain, trouver dans cet organisme affaibli la part de l'hérédité, de la diathèse, de la race, des maladies antérieures et tirer de ces éléments la connaissance de son état général, apprécier ses forces, son degré de résistance, sa manière de réagir aux excitations variées de l'hygiène, des climats, des médicaments, telle est la seule méthode qui puisse aboutir à un résultat, c'est, en tout cas, la seule qui s'accorde avec l'état actuel de nos connaissances.

TROISIÈME PARTIE

DU TRAITEMENT DES TUBERCULEUX
A L'ALTITUDE

Je me propose d'étudier dans les chapitres
suivants la manière dont les tuberculeux peuvent tirer parti du climat d'altitude. J'ai déjà
laissé entrevoir que pour moi la question du
climat était secondaire, et qu'elle ne pouvait
intervenir utilement que si elle avait pour base
le traitement hygiénique dans un sanatorium;
ce n'est donc pas d'un traitement spécial qu'il
sera question; bien des conseils et des descriptions pourront s'appliquer en général à tous
les malades et à tous les climats; mais j'aurai
surtout en vue les conditions nouvelles créées
par un climat qui est loin d'être indifférent, les
modifications qu'il peut faire subir au traitement hygiénique, et ses indications principales.

I

Du climat.

Quoique le climat ne puisse intervenir que d'une façon secondaire dans le traitement de la tuberculose, il a, à un point de vue général, une importance que l'on a grand tort de méconnaître. Les belles statistiques fournies par des sanatoria situés dans des climats indifférents de plaine, froids et brumeux, ne modifieront pas ma manière de voir; elles ne prouvent qu'une chose, c'est que les malades y sont admirablement soignés et scrupuleusement soumis au traitement hygiénique. Elles ne prouvent pas qu'on guérisse moins bien dans un bon climat; et dussent-elles même prouver qu'on peut guérir aussi bien dans un mauvais climat que dans un bon, elles n'entraîneront jamais la conviction des malades qui seront toujours attirés par le soleil et les beaux paysages.

Je pourrais, du reste, faire remarquer que les auteurs qui semblent s'inquiéter si peu du climat exercent pour la plupart dans des pays admirables, qui jouissent d'un climat sinon idéal, du moins excellent, et qu'ils seraient en droit d'attribuer la santé de leurs malades autant au soleil et à l'air pur dont ils les saturent qu'au repos qu'ils leur prescrivent.

Quand on est appelé à vivre du matin au soir en plein air, c'est bien le moins qu'on puisse jouir d'un beau paysage, d'une température agréable, d'un bon climat; les brouillards et les brumes effraieront avec raison toujours des malades chez qui il faut à tout prix maintenir la gaieté et la bonne humeur. N'est-ce pas l'attrait du soleil et des beaux horizons qui entraîne tous les hivers la plupart de nos tuberculeux dans le Midi? Jamais nos compatriotes qui, de nature et par suite d'une éducation raffinée, sont avant tout des nerveux, des intellectuels, des délicats, ne passeront l'hiver avec plaisir dans un pays triste, dans un sanatorium au climat brumeux. Un tuberculeux qui abandonne sa famille, qui abandonne sa profession, qui abandonne ses plaisirs et ses distractions, a le droit d'exiger d'une station climatérique tous les avantages d'un bon climat et tous les agréments d'un beau paysage, d'un site pittoresque, d'un horizon grandiose.

Je n'insisterai pas sur la beauté des paysages de montagne, ne voulant m'occuper que du climat. Qu'est-ce qu'un bon climat? Trouve-t-on à l'altitude les caractères d'un bon climat? Les qualités du climat devant, avant tout, permettre aux malades de vivre en plein air, je crois qu'on peut répondre simplement à la première question en disant qu'un bon climat est un climat où le temps est en général beau. Il va sans dire que c'est surtout de la mauvaise saison qu'il y a lieu de se préoccuper. C'est alors que, dans les régions de plaine et d'altitude moyenne, le ciel est toujours gris, les brouillards permanents.

Pour trouver le beau temps en hiver on n'a le choix qu'entre deux moyens ; il faut gagner le Midi, ou, dans nos régions centrales, s'élever au-dessus des brouillards, à l'altitude d'environ 1,500 mètres. Les études précédentes nous ont fait voir comment on pouvait sans exagération dire que l'hiver était la belle saison à l'altitude. La grande fréquence des jours de beau temps, telle est, réduite à sa plus simple expression, la caractéristique d'un bon climat. C'est qu'elle a pour conséquence naturelle la pureté de l'air, l'absence de vent et l'absence d'humidité, d'une importance capitale pour la cure d'air. A la rigueur, l'humidité atmosphérique pourrait être négligée ; tant qu'elle n'est pas condensée, l'organisme ne s'en préoccupe pas ; mais le brouillard, la pluie, la neige, sans entraver absolument le séjour à l'air, sont désagréables, et exercent sur le moral du malade une influence déprimante qui ne peut pas se prolonger sans inconvénient. Quant au vent, nous avons déjà dit qu'il était le grand obstacle à la cure d'air. En hiver surtout, par une température froide, il est de toute importance qu'un malade au repos ne soit pas exposé au vent.

L'altitude nous donne, en hiver, le beau temps, le calme de l'atmosphère, la sécheresse et la pureté de l'air ; elle jouit donc d'un bon climat.

Malheureusement, comme dans tous les pays, l'hiver peut être interrompu par des séries de mauvais temps, et le contraste excessif qui existe entre les caractères météorologiques du beau et du mauvais temps est un des inconvénients de l'altitude. A un temps sec, doux, calme, succède d'un jour à l'autre un temps humide, froid, accompagné de vents violents; dans ces conditions, la vie en plein air est sérieusement compromise. Or, il est de toute importance que le traitement ne subisse pas d'interruption et que les malades, qui commençaient à prendre l'habitude de la cure d'air, ne soient pas obligés de s'enfermer dans leurs chambres. Des installations spéciales peuvent seules atténuer ces inconvénients. Aussi est-il indispensable que les tuberculeux habitent des sanatoria ou, tout au moins, des villas construites en vue de permettre une aération permanente des appartements et le séjour dans des galeries de cure, même par les mauvais temps. Le séjour dans les chalets de montagne, dans les hôtels ordinaires, même dans les établissements spéciaux dont les installations sont insuffisantes ou défectueuses, doit être absolument déconseillé à tous les tuberculeux dont la maladie est en évolution, à tous ceux en général qui doivent se soumettre au traitement hygiénique.

Il faut bien se rendre compte que le climat d'altitude ne présente tous ses caractères favorables que dans des conditions spéciales ; la situation générale de la station, sa bonne exposition, des installations bien comprises sont des points de première importance, et l'on se tromperait étrangement, comme je l'ai laissé entrevoir dans la description climatologique, si l'on s'attendait à trouver dans toutes les localités situées à 1,500 mètres un beau temps perpétuel et à pouvoir y vivre avec une égale facilité en plein air.

II

De l'action du climat d'altitude
sur l'organisme.

Le climat d'altitude est plus qu'un bon climat, c'est un climat tonique dont l'action sur l'organisme est indiscutable et mérite d'être étudiée, si l'on veut se rendre compte de ses indications et contre-indications. Je ne m'occuperai pas des théories et des expériences qui veulent nous expliquer de quelle manière la diminution de pression atmosphérique peut exercer une influence plus ou moins favorable sur la respiration, sur la circulation. Ces expériences ont le grave défaut de n'avoir étudié qu'un des éléments de la question; elles sont arrivées souvent à des résultats qui ne s'observent pas à la montagne; elles ont laissé planer sur les esprits une certaine indécision, des appréhensions touchant la difficulté de la respiration, les hémorragies, les vertiges qui ne se justifient nullement. C'est que la diminution de pression n'est qu'un des éléments du climat de montagne ; la pureté, la sécheresse, la fraîcheur de l'air, l'insolation, interviennent au même degré que l'altitude pour former un ensemble, dans lequel il est difficile d'assigner une part prépondérante à l'un ou l'autre de ses éléments.

Il faut s'élever au moins à 3,000 mètres pour que les inconvénients de la diminution de pression deviennent sensibles, et l'on sait même que le séjour à des altitudes supérieures est possible à condition que l'organisme soit au repos, le mouvement, la fatigue musculaire étant la grande cause du mal des montagnes. Il n'y a rien à redouter de ce genre à l'altitude moyenne de 1,500 mètres. Il en est de l'altitude comme de certains médicaments, de certaines substances qui, à faibles doses, ont une action favorable, sont même indispensables à la vie, et qui deviennent de violents poisons quand ils sont administrés en trop grande quantité. A l'altitude de 1,500 mètres la diminution de pression est à une dose physiologique éminemment favorable aux phénomènes de la nutrition ; elle a sur l'organisme un effet simplement tonique, légèrement excitant.

Sans doute on rencontre des individus qui ne supportent pas la montagne, qui respirent moins bien, qui ont le mal des montagnes, même à 1,000 mètres d'altitude ; ce sont des exceptions. Par le fait d'une idiosyncrasie, dont il nous est difficile d'apprécier d'avance le mode de réaction, certaines personnes respirent mieux à la plaine et ne supportent qu'une dose infinitésimale de diminution de pression, de même qu'elles sont sensibles à des doses médicamenteuses qui restent sans action sur d'autres. Il n'est pas possible de prévoir ces cas, du reste très rares. L'état de maladie semble en tout cas s'accommoder parfaitement de l'altitude et je puis affirmer n'avoir jamais vu un tuberculeux souffrir des symptômes du mal de montagne et être obligé pour ce fait de descendre à la plaine.

Il me paraît bien difficile d'attribuer à l'altitude seule, c'est-à-dire à la diminution de pression atmosphérique, les phénomènes favorables qui s'observent dans le fonctionnement de l'organisme ; une légère accélération du pouls et de la respiration peuvent en être une conséquence directe, mais l'action tonique, dans toutes ses manifestations, peut tout aussi bien résulter d'un réflexe périphérique, d'une action sur la peau d'un air frais et sec. Je me bornerai donc à décrire les effets que j'ai observés et à les considérer comme le résultat d'une action d'ensemble de tous les éléments du climat sur l'organisme. Ces effets sont, du reste, bien connus et ont déjà été magistralement exposés dans des livres classiques ; on les a un peu perdus de vue dans ces dernières années ; je ne crois donc pas inutile de dire ce que j'ai pu observer par moi-même.

a). *Action sur la circulation.* — On observe, en général, au début du séjour à l'altitude une légère augmentation de fréquence du pouls ; ce phénomène disparaît au bout de quelques jours et ne mérite pas d'attention spéciale. Ce qui domine, ce qui se manifeste avec évidence sous l'influence de l'altitude, c'est une activité plus grande de la circulation ; la peau et les muqueuses reçoivent plus de sang, le cœur se contracte avec plus d'énergie. Le résultat immédiat de cette amélioration de la circulation, c'est la disparition de la stase veineuse, la décongestion des organes et, en particulier, de l'appareil pulmonaire. On entrevoit l'avantage que tous les viscères sont appelés à retirer de cette activité circulatoire, de cette décongestion ; nul doute qu'elle n'entre pour une grande part dans le réveil de l'appétit, dans l'augmentation des échanges nutritifs, dans la diminution des sécrétions pulmonaires, dans la rareté des hémoptysies.

Ce n'est pas simplement parce que la périphérie reçoit plus de sang que les organes se décongestionnent, comme le pensent certains auteurs ; car on observerait alors de l'anémie des viscères plutôt que de la décongestion, et l'avantage ne serait peut-être pas très grand. Non, la circulation est plus active aussi bien dans les organes que dans la peau et les muqueuses ; la stase veineuse seule disparaît et avec elle la principale cause qui ralentit le fonctionnement des divers appareils.

Cette action peut être comparée à celle de la digitale et cette assimilation nous servira quand il s'agira d'apprécier les indications et les contre-indications de l'altitude ; c'est qu'en effet, les malades dont le muscle cardiaque n'est plus en état de résister à cette action excitante, ou ceux qui, sans être affaiblis, mais avant d'être acclimatés, se livrent à des exercices fatigants, peuvent être atteints de véritables crises d'asystolie ; le cœur faiblit et le poumon se remplit de râles.

A l'activité de la circulation s'ajoute un changement considérable de la constitution du sang ; l'augmentation des globules rouges et de l'hémoglobine sont des faits indiscutables que des recherches précises ont mis en pleine lumière.

Ainsi donc, activité de la circulation, décongestion des organes et augmentation des globules rouges, tels sont les principaux résultats de l'action de l'altitude sur l'appareil circulatoire.

b). Action sur la respiration. — Le premier effet du séjour de l'altitude sur les phéno-

mènes respiratoires est la facilité de la respiration; cette action eupnéique se manifeste immédiatement et indistinctement chez tous les
malades. Tient-elle à la sécheresse de l'air, à
sa fraîcheur, à la diminution de pression ou
à l'activité de la circulation? Tient-elle à
la présence d'une certaine quantité d'ozone
dans l'air? Peut-être à l'ensemble de toutes
ces circonstances. Quoi qu'il en soit, dès qu'on
dépasse la zone de 1,300 mètres, la respiration
est plus facile, on respire plus agréablement,
une sensation de bien-être se répand dans tout
l'organisme. Ces impressions s'affaiblissent à
la longue; mais, dès que les malades quittent
la montagne, ils se rendent parfaitement compte
qu'ils respirent dans un air moins pur; ils sont
en quelque sorte obligés de subir une nouvelle acclimatation, celle de la plaine.

On ne saurait croire à quel point la vie permanente en plein air dans l'air pur de l'altitude
exalte la sensibilité de la muqueuse pulmonaire;
les plus faibles impuretés de l'atmosphère sont
perçues; et ce n'est pas un des moindres avantages du traitement que cette habitude incons-
ciente qu'a prise l'organisme de respirer un

air pur; l'habitude ne se perd plus et, en toutes circonstances, le tuberculeux n'hésitera plus à s'exposer à l'air et à garder ses fenêtres ouvertes.

L'effet eupnéique de l'altitude ne représente pas seulement un effet nerveux, l'impression agréable d'un air pur et sec sur la muqueuse respiratoire, il est la conséquence directe d'une ventilation plus active du poumon; l'air entre et sort en plus grande abondance que d'habitude, l'inspiration est plus profonde, l'expiration plus complète. Cela est si vrai que l'on voit disparaître en peu de jours la respiration diminuée des sommets et des régions infiltrées. J'ai toujours été étonné de voir combien, dans l'espace de huit jours souvent, se modifiaient les phénomènes d'auscultation. Toutes les régions dont la respiration est insuffisante reprennent rapidement leur fonctionnement normal. Aussi n'y a-t-il pas de meilleur moyen à employer chez les prédisposés à la tuberculose, chez ceux qui ont un thorax rétréci, dont le poumon ne respire pas suffisamment, que le séjour à l'altitude.

Les exercices de bras ayant pour but de

fortifier les muscles du thorax, de dilater les poumons sont inutiles; le développement de la poitrine, l'augmentation de la capacité respiratoire se produisent par le seul fait du séjour à l'altitude. On saisit l'avantage qu'il y a à se passer des manœuvres violentes de la gymnastique pulmonaire, chez des tuberculeux appelés à ne pas faire d'efforts; l'expansion pulmonaire produite par des exercices de bras se fait sentir, en effet, aussi bien sur les parties saines que sur les parties malades, et j'ai toujours constaté de la congestion pulmonaire autour des foyers tuberculeux chez des malades qui se livraient à des exercices thoraciques même modérés.

La loi fondamentale que nous avons déjà citée, et qui nous impose de ne pas demander à l'organisme plus d'efforts qu'il n'en peut donner, nous commande ici une abstention absolue; sous l'influence de la faible diminution de pression atmosphérique, l'organisme se charge tout seul, à l'altitude, de la ventilation pulmonaire et se borne à dilater les régions dont le fonctionnement est imparfait.

Un autre effet produit sur l'appareil pulmo-

naire par le climat d'altitude, est la diminution
de l'expectoration; cette diminution des sécrétions pulmonaires se produit assez rapidement
et s'arrête quand les lésions se sont localisées
et entrent dans la phase stationnaire. Elle peut
s'expliquer soit par la grande sécheresse de
l'air, soit par l'amélioration de la circulation
pulmonaire: la congestion qui en général accompagne les lésions tuberculeuses diminue,
disparaît, et en même temps une des causes
de l'expectoration: le tuberculeux finit par ne
plus expectorer que les éléments qui provien-
nent de la désagrégation tuberculeuse. C'est
là une circonstance que je crois des plus favorables, et j'avoue ne pas comprendre les médecins qui redoutent chez leurs malades la
diminution des crachats, et leur conseillent
des cures thermales qui ont pour effet d'augmenter l'expectoration.

Je n'ai jamais vu, chez un tuberculeux soumis au traitement hygiénique, une amélioration quelconque être obtenue par une augmentation de l'expectoration; jamais la sécheresse
de l'air n'a eu d'action défavorable; jamais je
n'ai dû recourir à des moyens spéciaux pour

combattre la sécheresse de l'air des chambres. Bien plus, j'ai toujours observé que par les mauvais temps, où l'air est chargé d'humidité, les malades, qui refusent de sortir, expectorent davantage et que leur état général et local en souffre.

Je n'insisterai pas davantage sur ces faits, qui semblent en contradiction avec ce qui s'observe dans d'autres régions, par exemple dans le Midi, où l'on semble redouter beaucoup la sécheresse de l'air et la diminution de l'expectoration; il est probable que l'explication de ces différences d'action dans les deux climats se trouverait dans une étude comparative de tous les éléments climatologiques.

La diminution des sécrétions pulmonaires ne s'observe pas seulement chez les tuberculeux; le coryza le plus aigu disparaît souvent chez les personnes qui montent à la montagne. Les bronchites chroniques sont modifiées d'une façon extraordinaire et peuvent même être complètement guéries; j'ai vu un homme âgé atteint de bronchorrée depuis de longues années être radicalement guéri après un séjour de deux mois à l'altitude.

Il ne faut pas oublier enfin que la respiration dans un air pur, très pauvre en micro-organismes, est d'une importance capitale pour des tuberculeux, auxquels on doit éviter toutes les occasions d'infections secondaires.

En résumé, l'action de l'altitude sur l'appareil respiratoire se manifeste par un effet eupnéique, une ventilation énergique et une diminution des sécrétions pulmonaires.

c). *Action sur la nutrition*. — Il serait très intéressant d'étudier à l'aide des procédés modernes de chimie biologique les phénomènes de nutrition à l'altitude et de baser sur des données précises les faits qui se manifestent cliniquement par le retour des forces et l'augmentation de la vitalité générale.

L'action tonique du climat, l'activité de la circulation ont pour conséquence rapide une augmentation des échanges nutritifs; de là une diminution de poids; les obèses, les diabétiques fondent à la montagne. Mais l'appétit augmente et permet de réparer en peu de temps les pertes qui s'observent régulièrement chez tous les malades au début de leur séjour à l'altitude. Il n'y a qu'à profiter de cette bonne volonté de l'organisme pour faire de la suralimentation; l'augmentation de poids ne tarde pas à se manifester, elle est régulière chez tous les malades qui s'améliorent. Je dois dire cependant qu'elle n'atteint qu'exceptionnellement les chiffres cités dans les sanatoria de plaine; il n'y a rien d'étonnant à cela. L'activité des échanges, des combustions organiques est si grande que l'accumulation des corps gras n'a pas le temps de prendre des proportions considérables.

Si les malades augmentent de poids, c'est que tous leurs tissus se développent par un fonctionnement exagéré; l'augmentation de poids est corrélative d'une augmentation des forces et de la vitalité générale. On peut affirmer qu'à la montagne les malades qui augmentent de poids sont plus vigoureux, marchent plus facilement, s'essoufflent moins en montant; c'est bien là le critérium d'une amélioration de l'état général.

Au point de vue donc de l'action de l'altitude sur la nutrition, nous dirons qu'elle consiste essentiellement en une augmentation considérable des échanges organiques; je reviendrai sur ces faits quand j'étudierai l'alimentation.

d). *Action sur le système nerveux.* — Il n'y a rien de spécial à dire de l'action de l'altitude sur le système nerveux; c'est une action tonique qui se manifeste par le relèvement de l'état général et qui tient sous sa dépendance le fonctionnement à un haut degré d'activité de tous les appareils.

Quelques personnes souffrent de maux de tête, de névralgies, d'insomnies; ces phénomènes ne durent pas et n'ont jamais l'importance qu'ils prennent à des altitudes plus élevées. Cette légère influence de l'altitude moyenne cède toujours à la vie hygiénique du plein air, qui a au contraire une influence essentiellement calmante sur les centres nerveux.

Les tuberculeux dorment toujours très bien à la montagne; les nerveux, les malades qui souffrent de migraines, dont l'intelligence est fatiguée par l'excès de travaux intellectuels, sont remarquablement calmés par la montagne; cet effet sédatif de l'altitude peut s'expliquer soit par la décongestion cérébrale qui se produit aussi bien que la décongestion des autres organes, soit simplement par le calme et les distractions inoffensives d'une vie hygiénique.

Si nous jetons maintenant un coup d'œil d'ensemble sur l'action du climat d'altitude, nous résumerons cette étude en disant qu'il a une action éminemment tonique sur l'état général de l'organisme, que cette action se manifeste dans les différents organes en rétablissant les conditions normales de leur fonctionnement et en les maintenant même en permanence dans un état de suractivité fonctionnelle.

e). *De l'immunité.* — Il me reste à dire un mot de l'immunité de l'altitude ; la question a été envisagée sous toutes les faces par les auteurs et est à peu près jugée.

Pour ma part, je suis convaincu que ce n'est pas à l'absence d'agglomération que la montagne doit de ne pas connaître la tuberculose. Les conditions climatériques, toutes opposées à celles qui favorisent le développement de cette maladie, suffisent à nous expliquer son absence chez les montagnards. Je connais un village à 1,300 mètres d'altitude qui, depuis dix ans au moins, est fréquenté par des tuberculeux ; les habitants y mènent pendant tout l'hiver la vie la moins hygiénique qui se puisse concevoir ; ils vivent entassés dans des chalets dont les ouvertures laissent à peine entrer l'air et la lumière. Actuellement, on n'y connaît pas encore un tuberculeux ; et les malades qui viennent y séjourner l'hiver n'y ont jamais observé la moindre hygiène de l'expectoration ; les crachoirs y sont inconnus. Il semble que le soleil se soit chargé jusqu'à présent de détruire les bacilles répandus à profusion dans ce village. Un jour évidemment, on observera quelque cas de contamination, il est probable qu'il restera isolé et que le mal ne gagnera pas, comme il ferait dans un village de plaine.

Au voisinage même de la localité à laquelle je fais allusion, se trouve un village situé au bas de la montagne, à 500 mètres d'altitude ; la tuberculose y fait ses ravages habituels, et cependant ce village n'a jamais servi de station climatérique, la population n'y est pas dense, et les habitations ne paraissent pas au premier abord insuffisantes au point de vue hygiénique. Le contraste est frappant et fait bien ressortir l'influence unique du climat.

On cite souvent Davos où se sont montrés des cas de tuberculose parmi les habitants. Or, il faut savoir que depuis vingt ans, Davos reçoit tous les hivers une foule colossale de tuberculeux et que les cas observés dans la population indigène sont restés isolés.

Je n'irai pas jusqu'à affirmer l'immunité de l'altitude à l'égard de la tuberculose, mais je prétends que le climat à lui seul peut nous expliquer l'absence, la rareté de la tuberculose à l'altitude.

Il est évident que cette question n'intéresse pas les tuberculeux ; je n'ai jamais compris qu'on se soit basé sur l'immunité pour leur conseiller le séjour de l'altitude. Si le climat peut dans une certaine mesure préserver un organisme menacé en le fortifiant, si les habitants de montagne ne connaissent pas la tuberculose, cela ne tient pas à une prétendue

immunité, qui ne saurait intervenir par conséquent en faveur d'une tuberculose confirmée,
mais simplement à ce que les qualités du climat suffisent à entretenir l'organisme dans un
état de santé qui lui permet de s'opposer à
l'envahissement bacillaire.

III

Des indications et contre-indications.

L'étude que nous avons faite du climat d'altitude et de ses effets sur l'organisme montre qu'il répond à la plupart des indications du traitement de la tuberculose pulmonaire; il a sur l'état général une action tonique manifeste et agit non moins énergiquement sur l'état local en régularisant la circulation et la ventilation pulmonaires. Je ne tenterai pas d'énumérer les formes de la tuberculose qui indiquent ou contre-indiquent le séjour de la montagne ; je crois que les auteurs ont exagéré ces distinctions et ont souvent redouté des accidents qui ne se manifestent qu'à plus de 2,000 mètres. J'ai vu journellement des malades supporter l'altitude et s'y améliorer, auxquels la théorie n'aurait permis de vivre qu'à la plaine ; il faut bien savoir en effet, que dans son action sur l'organisme, l'altitude intervient très peu par la diminution de la pression atmosphérique et la raréfaction de l'air, bien moins en tout cas que par la stimulation, la tonicité qui dépendent uniquement des qualités physiques de l'atmosphère.

Ce n'est pas de la forme de la maladie, ni du terrain sur lequel elle évolue, ni du degré des lésions qu'il faut se préoccuper, mais uniquement de l'état général, de la force de résistance du malade et de la diffusion des lésions.

L'action tonique du climat met en jeu, pour s'exercer, tout l'organisme du malade et lui demande par conséquent un effort ; s'il n'est plus capable de cet effort, ce coup de fouet ne fera que hâter l'effondrement général. C'est ce qui se passe chez les cardiaques dont le cœur n'est plus en état de supporter l'action de la digitale. Aussi peut-on dire que les malades cachectiques épuisés par les infections et la fièvre hectique ne résistent pas à l'action stimulante du climat.

Il est souvent difficile de se rendre un compte exact des forces de l'organisme. Un malade, par exemple, bien soigné à la plaine, est soumis pendant longtemps au repos absolu; la tuberculose évolue peu à peu. mais lentement, grâce à un traitement hygiénique bien réglé; il arrive un moment où, lassé de ne pas voir d'amélioration, le médecin conseille le séjour de l'altitude. Cet organisme, qu'on avait maintenu grâce au repos, à une alimentation substantielle, à une aérothérapie constante, dans un état en apparence satisfaisant, est soumis brusquement à la fatigue d'un long voyage, et à l'excitation d'un climat tonique; il succombe sous cet effort dont il n'est plus capable, la congestion pulmonaire fait rapidement des progrès, et rien ne peut plus arrêter un dénouement souvent très rapide.

Toute la question des contre-indications se résume de la façon suivante : le climat d'altitude mettant en jeu tous les ressorts de la vie organique, le malade est-il capable de fournir cet effort ?

Au point de vue de l'état du poumon, je crois qu'il est imprudent d'envoyer à la montagne des cas qui sont caractérisés par une grande diffusion des lésions; l'activité de la circulation et de la respiration ne peut qu'entretenir la marche du processus morbide. Mais il faut bien distinguer de ces cas ceux chez lesquels la diffusion des signes d'auscultation est en grande partie due à la stase veineuse, à la congestion pulmonaire ; l'état général est resté bon et on peut alors compter sans crainte sur l'action décongestionnante du climat.

Enfin une dernière contre-indication est fournie par la marche aiguë, fébrile de la maladie ; ce n'est pas que dans ces cas l'altitude ait une influence défavorable, mais aucun moyen ne paraît capable d'arrêter l'évolution de la tuberculose aiguë.

On peut donc dire, à un point de vue général, que les grandes contre-indications sont fournies par l'état de cachexie, par la diffusion des lésions, et par la marche aiguë de la maladie.

Dans toutes les autres circonstances, l'altitude peut intervenir favorablement ; avant tout elle s'adresse aux prédisposés, aux poumons qui respirent insuffisamment, aux tuberculeux chroniques dont l'expectoration est abondante, et en général à tous ceux dont l'état général est en souffrance et qui ont encore assez de force et de ressort pour faire les frais d'une stimulation énergique.

Quelques circonstances ont de tous temps fait redouter aux médecins le séjour des altitudes ; telles sont les hémoptysies, les laryngites, les affections cardiaques, la fièvre. Je vais donner sur ces différents points le résultat de mon expérience personnelle; mais je dois rappeler, avant tout, que j'ai observé à une altitude de 1,500 mètres, et qu'on ne saurait en tirer des conclusions pour des altitudes dépassant 1,800 mètres. Les auteurs ont eu grand tort d'étudier l'altitude en bloc; ils ont ainsi laissé subsister des indécisions regrettables. Je répéterai qu'aux altitudes moyennes que j'ai prises pour base de mes études, l'influence de la dépression barométrique ne doit entrer en considération que d'une façon tout à fait secondaire.

a). *De la fièvre.* — Il me paraît hors de doute qu'à l'altitude la température du corps tend à s'élever de quelques dixièmes de degré; j'ai souvent observé que des malades, qui

n'avaient que 38° à la plaine, avaient en général 38°,5 et 39° à la montagne. Je ne crois
pas que ce soit là une contre-indication au
séjour de l'altitude; le traitement par le repos
s'impose d'une façon absolue dans ces cas, et
intervient, si l'organisme y consent, à l'altitude
aussi bien que dans tout autre climat pour
arrêter l'évolution de la maladie et faire tomber
la fièvre; cela est vrai de la fièvre de surmenage,
et des poussées aiguës qui surviennent si souvent au cours de la tuberculose chronique.
Quant à la fièvre hectique, elle n'est pas
influencée à l'altitude. Je ne vois qu'une circonstance qui s'oppose au séjour de la montagne, c'est le cas où la fièvre est permanente
et correspond à une forme aiguë, à une marche
rapide de la tuberculose. Loin de ralentir le
processus morbide, l'altitude ne peut alors que
l'accélérer; le malade devra être soumis au
traitement hygiénique à la plaine et ne sera
autorisé à partir pour la montagne que lorsque
les lésions se seront localisées et que la maladie
aura pris l'allure de la phtisie chronique commune.

b). *Des affections cardiaques.* — On a l'habitude de défendre systématiquement le séjour de l'altitude à tout malade atteint de lésion du cœur. C'est une erreur. J'ai vu des cardiaques de toutes sortes vivre pendant longtemps à la montagne sans aucun inconvénient. Je connais un tuberculeux atteint d'insuffisance aortique qui passe tous ses hivers et même une partie de l'été dans les stations d'altitude. Bien plus, j'ai vu une affection mitrale en état d'asystolie s'améliorer rapidement comme elle aurait fait par l'action de la digitale. En réalité, tout dépend de l'état du muscle cardiaque; les cœurs jeunes et non scléreux n'ont rien à craindre de l'altitude. Toutefois, comme on ne peut pas toujours être fixé sur l'état de la fibre musculaire, il faut être prudent et conseiller un séjour à une altitude moyenne à titre d'essai et d'acclimatation aux malades qui portent des lésions confirmées du cœur.

Les palpitations qui n'ont pas pour cause une lésion valvulaire ne méritent pas qu'on s'en inquiète, le séjour de l'altitude ne peut pas leur faire de mal; tout ce qui peut arriver, c'est que le malade ne supporte pas l'air vif, que ses palpitations deviennent plus fréquentes, plus pénibles; il en sera quitte pour mener une vie plus calme ou changer de station, mais il n'en peut résulter aucune aggravation de son état.

c). *Des hémoptysies.* — Tous les médecins qui ont étudié le climat d'altitude sont d'accord pour affirmer que les hémoptysies y sont rares, bien plus, que le séjour de l'altitude est un des meilleurs moyens pour les arrêter et empêcher leur retour. Je suis absolument de cet avis, et je suis étonné, en présence de tant de documents précis qui ont été publiés sur cette question, de voir combien on redoute encore d'envoyer à la montagne des malades sujets aux hémoptysies. Sans doute on voit des tuberculeux faire des ascensions, s'élever dans l'espace de quelques heures de la plaine à 1,500 mètres d'altitude, et cracher du sang à la suite de ces imprudences; dans ces cas, l'hémoptysie s'arrête rapidement et dépend du reste beaucoup plutôt de la fatigue, de l'excès de travail musculaire, que de la diminution de pression. Jamais, dans les conditions de voyage normales, je n'ai vu d'hémoptysie survenir au début du séjour à l'altitude.

Il est inutile d'entrer dans trop de détails, cette question me paraît jugée ; l'air de l'altitude décongestionne le poumon et fait disparaître une des grandes causes d'hémoptysie. — Voici la statistique des cas que j'ai observés : sur 180 malades, je trouve 22 fois des crachements de sang. Dans 3 cas, il s'agissait d'hémoptysie caverneuse, qui se termina rapidement par la mort. Dans 12 cas, ce sont des crachats striés de sang, ou légèrement teintés, survenus soit sans cause, soit à l'occasion de fatigues, d'ascensions, d'excès ; enfin, je n'ai observé que 7 cas d'hémoptysie vraie. Par hémoptysie vraie, j'entends l'hémoptysie habituelle des tuberculeux, qui procède par deux ou trois accès et s'éteint progressivement au bout d'une huitaine de jours. Dans ces derniers cas, l'hémoptysie était toujours survenue à la suite d'excès d'alimentation ou de fatigues physiques.

d). De la tuberculose laryngée. — On dit couramment que les accidents laryngés de la tuberculose s'aggravent à la montagne, et que les malades atteints de phtisie laryngée ne peuvent pas supporter l'air vif des altitudes. C'est une grande erreur. On en jugera par la relation des faits que j'ai observés.

Il est vrai que la phtisie laryngée se manifeste de bien des manières ; on pourrait en décrire cliniquement autant de formes qu'on décrit de formes de tuberculose pulmonaire. Depuis la simple rougeur jusqu'aux désordres les plus étendus on peut trouver les degrés les plus variés. Certains larynx, comme certains tempéraments, sont plus nerveux, se congestionnent plus facilement; d'autres sont presque insensibles et supportent sans réaction l'infiltration tuberculeuse ; enfin il y a des cas qui évoluent rapidement, alors que d'autres restent stationnaires.

Que certains larynx irritables, très sensibles au froid, aient de la peine à s'habituer au climat d'altitude, il n'y a rien d'étonnant à cela. Je n'en ai observé qu'un cas ; il s'agissait d'une malade chez qui une petite ulcération provoquait des quintes de toux incessantes. C'était en été; tant qu'elle séjourna à l'altitude, l'ulcération ne s'étendit pas, mais aucun moyen ne put venir à bout de l'irritabilité excessive de son larynx. Elle se décida à passer l'hiver dans un climat chaud, mais n'obtint aucun résultat de ce changement. Il est certain que des cas de ce genre n'ont rien à gagner à la montagne ; logiquement, ce sont les contrées à climat doux, à état hygrométrique égal qui leur conviennent; mais, même dans ces conditions, on ne réussit pas toujours à faire disparaître la sensibilité spéciale du larynx, la toux spasmodique, qui par elle-même constitue alors une véritable complication.

Ces faits sont exceptionnels; en général, l'ulcération des cordes vocales est facilement supportée par les malades, elle ne souffre pas de l'altitude et, comme à la plaine, peut être heureusement améliorée par les moyens dont nous disposons actuellement. Les cautérisations à l'acide lactique, les inhalations médicamenteuses variées, les insufflations d'iodoforme guérissent presque sûrement les ulcérations qui n'ont pas encore désorganisé le larynx; même dans ces cas, on arrive souvent à arrêter le processus tuberculeux.

J'ai observé et soigné à la montagne, sur 180 malades, 22 cas de lésions du larynx qui se répartissent de la façon suivante : 4 cas de laryngite aiguë, simple, naturellement guéris au bout de quelques jours; 6 cas d'ulcérations des cordes vocales survenues au sanatorium, toutes guéries ; 7 cas d'ulcérations anciennes, antérieures au séjour à la montagne, dont 2 guérirent et 5 restèrent stationnaires; 3 cas de lésions étendues, ulcérations avec œdème de voisinage et aphonie, dont 2 guéris avec retour de la voix et 1 stationnaire ; 1 cas grave qui ne fut qu'un épisode d'une granulie généralisée, et enfin 1 seul cas d'ulcération petite avec larynx irritable qui semblait souffrir de l'air de la montagne.

Il se dégage de cet exposé ce fait qu'on a tort, en général, d'envisager le climat d'altitude sous le rapport de la dépression barométrique et de se guider d'après ce seul élément pour apprécier l'opportunité du séjour à la montagne. A 1,500 mètres, la pression barométrique n'est pas assez diminuée, la raréfaction de l'air n'est pas assez prononcée pour troubler le fonctionnement de l'organisme ; le seul effet produit et qui suffit à caractériser le climat d'altitude est en effet tonique, stimulant. Ce climat est souvent assez rude pour que des organismes délicats aient de la peine à s'acclimater ; mais on peut dire qu'il répond à la plupart des indications fournies par la tuberculose pulmonaire et qu'il mérite au même titre que tous les climats toniques de concourir à l'amélioration et à la guérison des tuberculeux.

IV

Le traitement hygiénique à l'altitude.

Je n'entrerai pas dans une description détaillée des pratiques de la vie hygiénique; elles sont assez variables suivant les climats auxquels elles doivent s'adapter, suivant les installations que les établissements mettent à la disposition du médecin; elles ont, du reste, été trop souvent décrites pour que je trouve intéressant d'y insister. Je me bornerai à signaler les points principaux et à les envisager principalement au point de vue du séjour à la montagne.

a). *La cure d'air.* — De toutes les pratiques du traitement, la cure d'air est la plus importante; c'est la vie en plein air qui me paraît être la cause première de l'amélioration de l'état général. L'action permanente de l'air sur la peau est le point de départ du réflexe qui stimule les fonctions organiques, qui relève l'appétit; la respiration permanente d'un air pur est la principale indication que réclame un poumon malade. Elle a sur la toux un effet calmant très rapide; les tuberculeux qui pratiquent la cure d'air toussent très peu; cela s'observe dans tous les sanatoria et il n'est pas besoin pour expliquer le fait de faire intervenir une discipline spéciale ou une grande force de volonté du malade. Si l'on songe, en outre, que l'expectoration diminue dans de notables proportions, on comprendra que, dans le plus grand nombre des cas, les malades passent des journées entières sans tousser, ou apprennent facilement à tousser sans effort, ce qui est le point principal. Il y a malheureusement des toux rebelles à tous les moyens et sur lesquelles la meilleure volonté du monde n'a pas plus de prise que les médicaments calmants.

Toutes les préoccupations du malade doivent converger vers ce but : vivre nuit et jour en plein air ou tout au moins dans un air pur. Cela est relativement facile, à la seule condition de séjourner dans un endroit abrité, d'adopter la station allongée, et d'avoir les pieds enveloppés dans des couvertures et au besoin chauffés par des boules d'eau chaude. Les galeries de cure que l'on trouve aujourd'hui dans tous les établissements sont installées dans ce but; elles doivent être ouvertes au midi, fermées au nord, à l'est et à l'ouest, et recouvertes d'un toit qui s'avance suffisamment pour préserver les malades du rayonnement et de l'action directe des rayons du soleil; elles doivent être munies de fenêtres, sous peine d'être inhabitables par les mauvais temps. Cette dernière condition est surtout importante à l'altitude où les vents et les rafales de neige ont souvent une intensité extrême; il est de toute nécessité que les malades n'interrompent pas leur cure; il faut pouvoir les abriter en fermant la galerie du côté où souffle le vent.

Dans les stations qui ont beaucoup de brouillards, on ne saurait trop soigner les installations qui servent à la cure d'air; j'ai vu, il est vrai, des malades passer des journées entières dans le brouillard, et dormir dans une chambre où pénétrait le brouillard. Ce ne seront jamais que des cas exceptionnels; ce sont des tours de force qui montrent à quel degré d'endurcissement on peut arriver, qui montrent même qu'on a tort, en général, de trop redouter le brouillard, mais qui n'entreront jamais dans la pratique courante. On ne peut pas à ce point de vue comparer les brouillards des mauvais temps de l'altitude à ceux des régions brumeuses de plaine. Ils s'accompagnent en effet d'une température très basse, et ils succèdent d'un jour à l'autre à des conditions météorologiques absolument opposées, grande sécheresse de l'atmosphère, insolation vive, etc. Ces grands contrastes sont pénibles à supporter, et il serait imprudent de les imposer systématiquement à la généralité des malades. On pourrait parfaitement atténuer ces inconvénients en fermant une partie des galeries, dont l'air se refroidirait moins par conséquent et ne se laisserait pas pénétrer par les vésicules de vapeur d'eau.

Les vêtements les plus chauds, les fourrures, les chaussures fourrées, les guêtres, trouvent leur emploi à l'altitude. S'il est vrai que des personnes bien portantes et menant une vie active ont beaucoup moins besoin de se vêtir qu'à la plaine, il n'en est plus de même pour les malades qui ne se donnent aucun mouvement; il ne faut pas oublier que, malgré le beau temps qui nécessite l'usage des ombrelles et des chapeaux de paille, la température est toujours voisine de 0° et qu'un organisme au repos ne la supporte qu'à la condition d'être vêtu chaudement.

Certains médecins redoutent beaucoup l'action directe du soleil sur la tête et la poitrine; je crois qu'ils ont raison, mais j'avoue qu'à l'altitude le soleil est assez inoffensif, les malades le recherchent, et s'y réchauffent avec volupté; des ombrelles les préservent suffisamment et je n'ai jamais constaté de fièvre ou de congestion pulmonaire due à l'insolation; il est, en tout cas, prudent de n'avoir pas la tête et la partie supérieure du corps exposées au soleil pendant la cure de repos.

On doit, autant que possible, s'abstenir de faire la cure d'air sur des balcons; les malades y sont exposés à des courants d'air incessants, et rien ne les abrite du rayonnement; des paravents, des stores peuvent, il est vrai, atténuer ces inconvénients, mais ce sont des installations embarrassantes et les malades ont tout avantage à prendre l'habitude de ne pas rester dans leurs appartements pendant la journée.

La vie en plein air se poursuit ainsi pendant toute la journée et une partie de la soirée, interrompue seulement, suivant les cas, par les grands repas de midi et du soir, et les repas intermédiaires de 10 heures et de 4 heures, qui s'accompagnent d'une courte promenade.

J'ai insisté, en étudiant la météorologie, sur le fait qu'il ne pouvait pas être question de journée médicale à l'altitude; rien ne s'oppose à ce que les malades restent étendus sur leurs chaises longues jusqu'à 10 heures du soir; le refroidissement au coucher du soleil est minime et passager, et jamais on n'observe de condensation d'humidité. Quant au froid, à supposer qu'il soit excessif, il n'est jamais un obstacle au séjour en plein air, il suffit d'être suffisamment couvert, d'avoir les extrémités chaudes, pour perdre toute notion de la température extérieure.

La cure d'air dans les appartements est le complément indispensable d'une aérothérapie rationnelle. Les locaux de toutes sortes, salons, salle à manger, chambres à coucher doivent pouvoir être en permanence chauffés et aérés. L'aération parfaite s'obtient difficilement par les différents systèmes de ventilation; ils sont insuffisants ou produisent des courants d'air désagréables. La fenêtre ouverte est le meilleur moyen de maintenir pur l'air des appartements et de leur donner une température égale. Je reviendrai sur ces questions d'aménagement en étudiant les installations d'un sanatorium. Quoi qu'il en soit, il faut savoir qu'on peut, même par les temps les plus rigoureux, dormir dans une chambre dont les fenêtres sont ouvertes; les malades s'y habituent facilement, si l'on a soin de procéder progressivement et de séparer le lit de la fenêtre par un paravent.

b). *Des exercices physiques et des distractions.* — C'est là la question la plus délicate du traitement des tuberculeux. Il est certain que bien des malades se livrent, sans inconvénient et même avec avantage, à toutes sortes d'exercices, alors que d'autres souffrent du plus petit effort. Il est impossible d'établir des règles précises; le médecin par une étude approfondie du malade doit savoir trouver ce qui convient à l'un ou à l'autre. En général on peut dire que l'exercice quel qu'il soit, et dans les cas où le repos absolu ne s'impose pas, doit être dosé en proportion de l'étendue des lésions et de l'état du cœur. On comprend que des lésions localisées, en voie d'enkystement, supportent, sans aggravation et même avec avantage, des efforts qui, en développant les parties saines du poumon, tendent à les comprimer, à les réduire de plus en plus; on comprend aussi que, dans toute autre circonstance, l'exagération des mouvements respiratoires ne peut que maintenir béante une plaie, dont les parois n'ont pas de tendance naturelle à se rapprocher et qui, plus ou moins infiltrées, peuvent céder au moindre effort.

Aussi faut-il être très prudent dans les exercices de gymnastique pulmonaire; je

repousse tous ceux qui par des mouvements
de bras ont pour but de dilater activement la
cage thoracique. Le malade doit se borner à
faire des respirations amples, sans effort; la
nature se charge du reste et sait mieux apprécier que nous le degré de distension que peut
supporter le poumon sans préjudice. Cela est
surtout vrai à l'altitude, où l'activité circulatoire et respiratoire est toujours accrue et où
il y a par conséquent lieu de redouter tout
effort qui dépasserait la mesure normale.

Je ne saurais trop recommander indistinctement à tous les malades le plus grand repos
au début de leur séjour à l'altitude ; il arrive
souvent que le bien-être immédiat, résultant
du changement de climat, semble donner à
l'organisme de nouvelles forces, et que des
malades se laissent entraîner à des promenades fatigantes ; j'ai vu de véritables crises
d'asystolie survenir dans ces cas, malgré des
lésions tuberculeuses minimes et en apparence latentes. Tout séjour à la montagne doit
commencer par une phase d'acclimatement,
et ce n'est que progressivement et avec grande
prudence que les malades, si peu atteints qu'ils

soient et quel que soit leur état général, doivent essayer leurs forces.

Les ascensions, les montées les plus insignifiantes ne doivent être entreprises qu'avec les plus grandes précautions ; les promenades habituelles doivent toujours se faire sur des chemins horizontaux.

Les exercices physiques de toutes sortes, les jeux violents sont en général dangereux, au même titre que les promenades, les ascensions. Même en état de bonne santé, en pleine amélioration, le tuberculeux ne doit dépenser qu'avec prudence l'excès de forces qu'il aura accumulées. Il faut proscrire absolument la danse, l'escrime et être très réservé pour le billard. Les deux principales distractions dont la tentation est incessante à l'altitude sont le traineau de montagne ou luge, et le patinage. L'exercice de la luge n'a aucun avantage, il peut être très préjudiciable ; ce traineau descend avec une rapidité vertigineuse les pentes de la montagne ; pendant ce temps le corps au repos est exposé à une douche d'air froid excessive ; quand on est arrivé au but, il faut remonter, et peu de malades

sont assez raisonnables pour se faire ramener
en voiture ou en traîneau. Théoriquement la
luge ne peut avoir que des inconvénients.

Il n'en est plus de même du patinage. Pour
peu qu'on sache patiner, l'exercice n'est pas
fatigant, il entretient la circulation des extrémités et ne demande aucun effort à l'appareil
pulmonaire. C'est le seul exercice qui me pa-
raisse utile, dans les cas, bien entendu, où un
exercice modéré n'est pas contre-indiqué.

Quant aux distractions, aux jeux de toutes
sortes, ils ne peuvent avoir que des avantages
sur l'état moral des malades ; ils doivent être
subordonnés aux conditions générales de la
vie hygiénique, c'est-à-dire n'être la cause
d'aucune fatigue intellectuelle ou physique et
ne pas empêcher la cure en plein air ; la mu-
sique, les concerts, le théâtre dans des locaux
enfermés, encombrés et par conséquent non
aérés, doivent être systématiquement défendus.

Faut-il permettre au malade l'usage du
tabac? J'avoue qu'à la condition de ne pas « ava-
ler la fumée » je ne vois aucun inconvénient à
permettre occasionnellement un cigare après

le repas. Mais comme la limite entre un usage modéré et une habitude excessive est souvent difficile à obtenir, que le tabac, à aucun point de vue, ne peut avoir d'action salutaire sur l'organisme, il me paraît plus raisonnable de le défendre catégoriquement.

c). *De l'alimentation.* — On peut dire que tant qu'il n'a pas de fièvre, un tuberculeux peut et doit se nourrir avec excès, faire de la suralimentation. Le manque d'appétit habituel de la tuberculose, qui traduit la déchéance générale des fonctions organiques, cède rapidement à la vie en plein air, à l'action tonique du froid, à l'augmentation des échanges qui appelle une réparation immédiate, et il n'est pas besoin de grands efforts pour arriver à des résultats excellents en très peu de temps. Il n'est en tout cas pas nécessaire de recourir à une alimentation spéciale ; toutefois, comme les quantités d'aliments absorbés sont souvent considérables, il importe qu'ils soient bien préparés et d'une digestion facile. De plus, il faut remarquer que beaucoup de malades mangent sans appétit, qu'ils se lassent vite d'une cuisine d'hôtel fade et indigeste, ou au contraire souvent trop épicée, et qu'il est de toute nécessité que les aliments soient variés et appétissants.

Les malades qui ont de la fièvre, ceux qui ont de la dilatation de l'estomac sont soumis à des régimes spéciaux ; j'ai déjà montré la difficulté qu'on avait à alimenter les tuberculeux fébriles. Quant aux dilatés, ils doivent suivre strictement le traitement classique, aujourd'hui bien réglé, de cette affection, et n'absorber que la quantité d'aliments qu'ils sont capables de digérer. La suralimentation leur est interdite ; mais on peut se nourrir et augmenter de poids sans faire de suralimentation, et une faible dilatation, qui n'est que la traduction sur l'estomac de l'atonie générale, guérit habituellement à mesure que l'organisme reprend des forces ; la difficulté est grande au contraire de lutter contre une dilatation invétérée et considérable.

L'engraissement, l'augmentation de poids sont la conséquence immédiate d'une alimentation abondante. Il faut distinguer l'augmentation de poids produite par une accumulation de corps gras dans les tissus, de celle qui résulte d'une augmentation de nutrition, de force, de volume des muscles. Cette dernière est la seule importante et véritablement en rapport avec une élaboration normale des aliments, avec une amélioration de l'état général.

Les malades qui sont soumis au repos absolu et qui, outre une alimentation excessive, font usage de corps gras, d'huile de foie de morue, de cognac, engraissent dans des proportions fantastiques ; ce n'est pas toujours le signe d'une nutrition plus active, et il est utile dans ces cas d'entraîner l'organisme, par des promenades régulières, à une élaboration plus active des éléments hydrocarbonés. Quoi qu'il en soit, une réserve graisseuse n'est pas à dédaigner, et a l'avantage de faire les frais qu'imposent à l'organisme les poussées fébriles qui peuvent survenir à tout instant.

Je n'ai jamais constaté à l'altitude les avantages, si vantés dans d'autres conditions climatériques, de l'alcool ; l'usage de quantités considérables de cognac et de vins me paraît avoir le grand inconvénient de retarder les phénomènes de nutrition et d'habituer l'organisme à une élaboration incomplète des aliments ; or l'engraissement ne doit résulter que d'un excès de nutrition ; il n'a pas de valeur, s'il est le signe d'un ralentissement des échanges organiques. On peut du reste observer que les malades dont l'alimentation est normale, même excessive, ne supportent pas les alcooliques ; ils ont des maux de tête, des vertiges, et cela parce que leur nutrition, habituellement normale et active, est subitement déviée : ils sont momentanément empoisonnés par des produits mal élaborés auxquels leurs tissus ne ne sont pas habitués.

A la montagne et dans des conditions normales de nutrition, l'usage des alcooliques impose le mouvement, l'exercice ; l'alcool doit être brûlé, sinon il ne peut que dévier les fonctions nutritives.

Pendant les repas, les malades doivent prendre l'habitude de boire en petite quantité ; la digestion se fait toujours plus rapidement, quand l'estomac n'est pas surchargé de liquides et quand ces liquides ne sont pas alcooliques.

Les indications de l'alcool, des vins, peuvent être très nettes dans les cas de fièvre ; il s'agit alors d'un médicament dont l'action tonique entre en jeu, et qui peut, jusqu'à un certain point, s'opposer à des dépenses exagérées.

Si l'augmentation de poids est le signe presque certain d'une haute vitalité organique, d'une amélioration de l'état général, il faut cependant savoir que bien des organismes sont lents à entraîner dans cette voie et ne s'en portent pas plus mal; les nerveux, les intellectuels qui, toute leur vie, ont été de petits mangeurs, sont souvent réfractaires à toute suralimentation; trois repas leur suffisent, alors que d'autres en font sept, sans difficulté.

3). Hygiène de la peau. — On attache en général une grande importance aux frictions, massages, bains et douches qui ont pour but de faire fonctionner la peau, d'augmenter l'activité de la circulation périphérique. Toutefois les frictions seules, sèches ou alcooliques, sont d'un usage général; beaucoup de médecins redoutent les bains et les douches.

L'action tonique du climat d'altitude et la vie en plein air suffisent, selon moi, à entretenir les réflexes cutanés, et je ne crois pas qu'on

puisse retirer de grands avantages de l'hydro-
thérapie à la montagne. Quant aux frictions,
elles sont d'un emploi facile et ont l'avantage
de réchauffer les malades à leur réveil; c'est
une pratique dont ils prennent facilement
l'habitude et qui fait partie du traitement
Cependant bien des malades ne les supportent
pas; elles peuvent fatiguer l'organisme, être la
cause d'accès de fièvre; il est indispensable de
procéder avec ménagement.

Les bains ne me paraissent répondre à aucune indication thérapeutique; il est important
que les salles de bains soient confortables et
chauffées.

J'ai souvent recommandé l'usage de bains
de pieds chauds matin et soir; ils sont très
utiles pour les malades qui sont frileux, qui
ont toujours les extrémités froides, et ce sont
de puissants moyens de décongestion de l'appareil pulmonaire.

Les douches me paraissent rentrer dans la
catégorie des exercices physiques; elles de-
mandent à l'organisme un certain effort, dont
on ne sait jamais s'il sera capable. Je crois
prudent de s'en abstenir chez les tuberculeux,

qui ont, dans le traitement hygiénique, bien d'autres moyens suffisants de réveiller leur état général.

c). *Du traitement pharmaceutique.* — J'ai déjà dit ce que je pensais des médicaments dans le traitement de la tuberculose, et le rôle presque toujours nul, en tout cas secondaire, que je leur assigne. La plupart des malades peuvent s'en passer. L'huile de foie de morue me paraît remplir plutôt le rôle d'un aliment très utile que d'un médicament. La créosote et ses dérivés méritent seuls d'être pris en considération. Je l'ai administrée sous toutes ses formes et par tous les procédés, et je dois avouer que bien souvent je n'ai obtenu aucun résultat ; je crois que son principal effet est de diminuer l'expectoration, à la condition toutefois d'être prise à haute dose ; mais c'est là un résultat qui s'obtient aussi facilement par la vie en plein air. Les carbonates de créosote et de gaïacol ont l'avantage de ne pas troubler les fonctions digestives, mais me paraissent avoir sur les sécrétions pulmonaires moins d'action que le gaïacol et la créosote.

Tous ces médicaments ne doivent pas être ordonnés systématiquement ; sans que nous sachions pourquoi, ils peuvent être utiles aux uns, nuisibles aux autres ; le médecin doit tenir compte de circonstances purement individuelles et avoir le courage de les défendre toutes les fois que leur action paraît nulle et qu'ils ne répondent pas à une indication très nette.

Il va sans dire que toutes les complications, tous les symptômes morbides commandent une thérapeutique plus ou moins active ; les révulsifs, les antipyrétiques, les narcotiques peuvent trouver leurs indications à toutes les phases de la maladie ; je n'ai rien de spécial à dire de ces différents traitements qui sont de pratique universelle.

13.

V

Du séjour à l'altitude.

a). Des stations intermédiaires. — Beaucoup de médecins conseillent à leurs malades, avant d'entreprendre une cure d'altitude, de s'habituer à l'air de la montagne en faisant un séjour de quinze jours environ dans une station intermédiaire, à la hauteur de 800 à 1,000 mètres. Cette pratique, qui se justifie évidemment dans certains cas particuliers, ne doit pas être recommandée en général; elle a de nombreux inconvénients et est le plus souvent inutile.

Les malades qui montent directement de la plaine à 1,500 mètres de hauteur, n'ont jamais le mal des montagnes, d'abord parce que l'altitude n'est pas assez élevée, et ensuite parce qu'ils sont transportés dans des voitures ou

des chemins de fer qui leur évitent toute
fatigue musculaire; or, nous savons que les
accidents du mal des montagnes sont la conséquence d'une fatigue de l'organisme. Même
à 4,000 mètres d'altitude, l'essoufflement,
les vertiges, n'apparaissent qu'à l'occasion de
mouvements.

Il y a des personnes qui ne supportent pas
l'air de la montagne, même à une altitude
moyenne, de même que d'autres ne supportent pas l'air de la mer; ce sont des cas tout
à fait exceptionnels qu'on ne peut pas prévoir
et dont il n'y a, par conséquent, pas lieu de
tenir compte à l'avance.

Toutefois, il est certain que le changement
brusque de climat n'est pas absolument indifférent à l'organisme; une légère excitation,
une respiration plus facile et accélérée, une
activité plus grande de la circulation, un peu
d'insomnie, sont des symptômes qui s'observent journellement et qui commandent dans
les premiers temps du séjour une vie très
calme; quelques jours de repos suffisent pour
obtenir une acclimatation parfaite.

J'ai toujours permis aux malades de se

rendre directement de la plaine à la montagne sans s'arrêter à une station d'altitude intermédiaire, et jamais, même par les plus mauvais temps et en plein hiver, je n'ai eu à le regretter.

Il faut, du reste, se rendre compte qu'on n'a pas à sa disposition de stations intermédiaires organisées pour recevoir des malades. Le plus souvent elles sont situées dans des régions très éloignées de la destination définitive. Le séjour dans des hôtels de village, ou dans des stations de plaisir encombrées de voyageurs, ne peut qu'avoir des inconvénients pour des tuberculeux que l'on destine à la vie calme et hygiénique d'un sanatorium; une installation provisoire dans ces mauvaises conditions ne représente qu'une fatigue de plus. La situation serait tout à fait différente si les stations d'altitude possédaient des dépendances à mi-hauteur spécialement destinées à servir de station intermédiaire; on pourrait alors les utiliser avec avantage dans certains cas; le déplacement définitif se ferait sans entraîner avec lui les inconvénients d'un nouveau voyage et les fatigues d'un déménagement.

En principe, on ne doit donc pas conseiller le séjour dans une station intermédiaire à des malades qu'on envoie dans un sanatorium de montagne.

Ces stations peuvent cependant être utilisées dans certaines circonstances. Elles jouissent au printemps et en automne d'un climat beaucoup meilleur que l'altitude. Les tuberculeux en voie de guérison, ceux auxquels le médecin croit pouvoir permettre le départ du sanatorium et le séjour dans des localités où n'existe plus de surveillance médicale, y trouveront, au printemps et en automne, un climat moins rigoureux qu'à l'altitude. Mais on ne saurait trop se mettre en garde contre le fait que ces stations sont toujours encombrées de voyageurs, qui n'y sont amenés par aucune raison de santé; ce sont des stations de plaisir où les malades sont exposés à tous les entraînements. Il n'est pas rare, et j'en connais des exemples, de voir des tuberculeux, que la vie régulière du sanatorium avait améliorés, perdre ainsi en quelques jours tous les bénéfices d'une longue cure et aggraver leur état d'une façon définitive. Le séjour de ces stations, logique au point de vue climaté-rique, en automne et au printemps, ne doit donc être autorisé que si l'on est sûr de pouvoir y mener une vie régulière et hygiénique.

Enfin, dans la belle saison, c'est-à-dire en été, alors que l'altitude proprement dite ne jouit pas de tous les caractères climatologiques qu'elle offre en hiver, on peut recommander le séjour des stations intermédiaires à titre de séjour de campagne à toutes les personnes pour lesquelles on redoute l'air vif de l'altitude et que l'on croit devoir acclimater progressivement; tels sont les cardiaques et, en général, les tuberculeux stationnaires ou en voie de guérison qui ne sont plus soumis au régime strict du sanatorium.

b). *A quelle époque faut-il monter à l'altitude ?* — J'examinerai les principaux cas qui peuvent se présenter.

Un médecin fait le diagnostic de tuberculose; la maladie est en évolution, au début ou dans une période déjà avancée; l'état général est mauvais; le malade doit abandonner ses occupations. Je n'ai naturellement pas à dis-

cuter s'il y a plutôt lieu de conseiller le Midi,
ou un sanatorium de plaine. Je suppose qu'on
décide le séjour à l'altitude. Dans ces conditions la ligne de conduite est toute tracée, la
règle est catégorique. Quelle que soit la saison, le malade doit partir; c'est un traitement
sévère dont il a besoin, ce n'est que dans un
sanatorium qu'il pourra le suivre. Cette règle
ne souffre d'exception que dans une circonstance, dont je parlerai plus loin. La question
du climat, du temps, est tout à fait secondaire; par les plus mauvais temps, que ce soit
au printemps ou en automne, le séjour de l'altitude dans un sanatorium est plus utile que
le séjour de la ville et dans de mauvaises
conditions hygiéniques.

En général, on a presque toujours tort de
se préoccuper du climat et de régler invaria-
blement les départs d'après les saisons. Il est
vrai que le climat n'est pas indifférent, qu'il
peut être rude, mauvais, dangereux; ces inconvénients disparaissent complètement dans un
sanatorium qui est organisé et aménagé
d'une façon spéciale. Aussi ne faut-il jamais
envoyer des malades au hasard à la monta-

gne; c'est toujours d'un sanatorium qu'il est question quand je parle du séjour à l'altitude. Dans ces conditions, le malade peut suivre le traitement hygiénique et être soustrait s'il y a lieu, à toutes les intempéries et aux rigueurs du climat.

Les malades, chez qui le traitement s'impose ainsi d'une façon urgente, peuvent se trouver dans deux situations différentes. S'ils habitent la ville, dans des conditions qui rendent impossible une vie hygiénique, un traitement régulier, etc., aucune considération ne doit faire retarder le départ. Mais s'ils habitent la campagne, si leur habitation est vaste, confortable, facile à aérer, s'ils peuvent vivre en plein air et être soustraits à leurs occupations, aux fatigues, aux distractions, il peut être utile d'attendre, pour se rendre à la montagne, une saison favorable.

C'est surtout en automne et au printemps que se pose la question de l'opportunité du départ dans ces cas. Il faut se rappeler que l'automne, c'est-à-dire le passage de l'été à l'hiver, est en général très mauvais à l'altitude; le mois d'octobre a la spécialité des pluies, il est déjà très froid et doit être évité quand on le peut. L'inconvénient est moindre au commencement du mois de septembre où l'on compte encore de belles journées. Mais, en tout cas, ce n'est pas la raison de l'acclimatement qui doit faire partir en automne ; on court le risque de tomber sur le mauvais temps, et l'acclimatement n'en est alors que plus pénible. On s'acclimate parfaitement en arrivant par les beaux jours d'hiver qui sont toujours doux et agréables, et ce n'est qu'en novembre que commence la belle saison de l'altitude.

Il ne faut pas redouter au même degré les mauvais temps du printemps, car on courrait risque d'être obligé d'attendre jusqu'au mois de juillet. Du reste, le printemps est beaucoup moins pénible à supporter pour les malades qui arrivent que pour ceux qui ont déjà passé l'hiver; pour ces derniers, il ne représente qu'une prolongation interminable d'une saison rigoureuse. Les autres, au contraire, font connaissance avec l'altitude, et s'acheminent sans difficulté vers la saison d'été; ils s'acclimatent facilement.

La règle me paraît donc très précise pour les malades chez lesquels le séjour à l'altitude s'impose. Il faut partir en toute saison sans se préoccuper du temps; cette règle ne souffre d'exception que dans certains cas où le traitement peut être facilement appliqué à la plaine, et alors c'est le mois de novembre qui doit être choisi pour le départ; en toute autre saison, hiver, printemps, été, il n'y a pas de raison sérieuse d'attendre.

La question du séjour à l'altitude ne se pose pas seulement pour des malades chez lesquels on vient de découvrir la tuberculose et qui n'ont pas de temps à perdre; elle se pose encore pour la grande majorité des tuberculeux, ceux qui sont stationnaires, améliorés, en voie de guérison, qui ont l'habitude de la vie hygiénique qui leur convient, ceux dont la maladie n'est pas en évolution. Rien qui presse dans ces cas; on peut, on doit choisir la saison favorable. Pour l'hiver, c'est le mois de novembre; j'engage en général les malades de ce groupe à passer l'automne à la campagne, que ce soit à la plaine ou dans un pays de montagne à une altitude inférieure et d'y rester le plus longtemps possible, c'est-à-dire jusqu'à l'arrivée de la mauvaise saison; il n'y a, dans ces conditions, aucune indication ni aucun avantage à partir avant la première quinzaine de novembre.

Pour l'été, on ne peut guère trouver, avant le 15 juillet, de l'agrément au séjour de l'altitude; cela est bien connu dans un pays de montagne où l'on entend dire couramment qu'avant le mois de juillet on ne peut pas aller à la montagne. Il est vrai que le printemps se prolonge jusqu'à cette époque et un printemps souvent froid, rigoureux; nous savons du reste que le printemps est la mauvaise saison de l'altitude. Les malades, par exemple, qui ont passé l'hiver dans le Midi ou dans toute autre région favorable et qui se proposent de passer la belle saison à la montagne, auraient tort de gagner les altitudes de 1,500 mètres avant le 15 juillet; ils courraient grand risque d'aller à l'encontre de cette loi que nous formulerons dans un chapitre suivant, à savoir que, quand on change de résidence, on ne doit jamais quitter un bon climat pour un mauvais. Or, pour ces malades qui ne sont plus obligés de recourir aux avantages du sanatorium et pour qui la question de climat prend par conséquent une plus grande importance, on peut dire que le climat du printemps est plus mauvais à l'altitude qu'à la plaine. Ces considérations ressortent avec toute évidence des études que nous avons faites du climat aux différentes altitudes.

Enfin il y a des personnes qui aiment la montagne, qui y vivent avec plus de plaisir que dans tout autre climat; pour elles le climat de montagne est bon en toute circonstance; elles y supportent facilement les mauvais temps de l'automne et du printemps. Aucune considération d'ordre climatérique ne doit intervenir pour dicter leur départ.

Ce sont donc les mois de novembre et de juillet qui représentent les époques favorables de départ pour les malades de notre deuxième groupe, ceux qui ont l'habitude d'une vie hygiénique et dont la détermination peut se plier avec avantage aux circonstances climatériques.

c). Combien de temps doit-on rester à la

montagne ? Des séjours prolongés. — Théoriquement, il semble qu'un malade appelé à s'améliorer dans une station climatérique, quelle qu'elle soit, ne puisse trouver que des avantages à y séjourner jusqu'à guérison complète. Cette pratique se justifiait surtout à une époque où l'on attachait au climat une importance prépondérante, où le traitement hygiénique, sans être dédaigné, ne représentait cependant pas la base indispensable qui devait diriger toute la ligne de conduite. Les malades, errant de climats en climats, lassés de ne jamais trouver la guérison qu'on leur promettait, étaient obligés à chaque changement de reprendre un nouveau genre de vie dans lequel les plaisirs et les distractions tenaient toujours une place importante. Dans ces conditions, il n'y avait plus de bon résultat à obtenir, qu'en leur imposant un séjour prolongé, un an, deux ans, s'il le fallait, dans la même station.

Aujourd'hui encore, il est certain que les malades, qui connaissent le climat et le pays qui leur convient, ont tout avantage à y vivre le plus longtemps possible. C'est bien ce qui arrive pour beaucoup de tuberculeux qui guérissent en Algérie, où ils ont trouvé des occupations qui leur ont permis de s'y fixer définitivement; c'est ce qui arrive à ceux qui peuvent changer de profession, s'installer pour toujours à la campagne et y mener une vie active et hygiénique. Les Américains qui supportent remarquablement l'altitude ont des villes situées à 3,000 mètres, et peuvent, sans interrompre l'exercice de leur profession, bénéficier jusqu'à la fin de leurs jours du climat qui leur convient.

Nous n'en sommes malheureusement pas encore là, et les malades qui peuvent changer de pays, de profession et se fixer définitivement loin de leur lieu de naissance seront toujours en minorité.

Aujourd'hui que le traitement de la tuberculose repose sur la base logique de l'hygiène, on peut sans inconvénient se départir, suivant les circonstances, de la règle des séjours prolongés. Le changement de station n'est plus un changement de vie; que ce soit à la plaine, dans le Midi ou à la montagne, on trouve, sinon des sanatoria, ce qui serait à souhaiter, du moins des établissements qui ne sont pas seulement des hôtels de passage, et en tout cas des médecins qui sont au courant du traitement moderne de la tuberculose. En supposant donc que le changement de station se justifie par certaines considérations, tirées du climat ou de circonstances individuelles, je ne vois pas de raison valable de s'y opposer. Bien plus, je crois que beaucoup de tuberculeux ne sauraient que bénéficier des avantages des différents climats et, à supposer qu'il existe des sanatoria répondant à toutes les indications, se faire le plus grand bien en variant leurs séjours et en profitant alternativement soit du Midi, soit de l'altitude, soit simplement de la campagne en plaine.

C'est à ce point de vue que je veux me placer pour étudier les circonstances qui peuvent motiver le départ d'une station d'altitude.

En premier lieu, il y a les malades qui, après un mois de séjour par exemple, n'ayant pas obtenu d'amélioration, sont persuadés que la montagne ne leur convient pas et réclament un changement. Ces cas sont toujours difficiles à juger. Il est vrai que certains tempéraments ne supportent pas l'air vif, s'enrhument à tout instant; il est vrai aussi que certaines tuberculoses, dans ces cas, ne sont pas arrêtées dans leur évolution, que la fièvre ne tombe pas. Faut-il attribuer cette absence d'amélioration à l'influence funeste du climat ou ne s'agit-il que de la marche normale d'une maladie que le traitement est impuissant à modifier? La question est souvent embarrassante; aucune donnée précise ne nous permet de la juger. En général, je crois qu'on a tort d'accuser trop vite le climat; l'amélioration de la tuberculose est une œuvre de temps et ce n'est pas souvent au bout d'un mois qu'elle devient manifeste. Les malades qui étaient en pleine évolution à la plaine et qui ne s'améliorent pas rapidement à la montagne, ne doivent pas se déplacer; ils n'ont aucun profit à retirer d'un changement de climat, surtout si le changement doit se faire en plein hiver où les voyages sont difficiles. Il est toujours imprudent d'entreprendre un déplacement de ce genre au milieu de la mauvaise saison.

Je crois qu'on n'est autorisé à accuser l'influence défavorable du climat que dans deux cas. Dans le premier cas je place les malades délicats qui s'enrhument à tout propos, font de la bronchite et de la congestion pulmonaire dès qu'il y a du vent ou du brouillard ; dans le deuxième cas rentrent les malades qui, apyrétiques à la plaine, ont de la fièvre peu après leur arrivée à la montagne, à la condition que cette fièvre ne soit pas le signe d'une grippe, d'une affection intercurrente, passagère, mais résulte bien d'une aggravation, d'une évolution plus active de la tuberculose.

Dans ces deux cas, pour peu qu'ils se présentent en toute évidence et ne donnent lieu à aucune autre interprétation, on peut dire que le séjour de l'altitude est défavorable et que le changement de climat est indiqué ; mais ces cas sont heureusement très rares. S'ils se présentent dans la belle saison, il n'y a pas d'inconvénient à autoriser le déplacement ; mais en hiver, il ne faut s'y résoudre qu'après une étude patiente du malade et seulement quand on a acquis la conviction ferme, non pas que l'altitude ne fait pas de bien, mais qu'elle fait du mal.

Admettons maintenant, ce qui s'observe dans la généralité des cas, que le séjour de l'altitude soit bien supporté, que la maladie s'améliore. Combien de temps doit durer le séjour ? La conduite à tenir varie suivant une infinité de circonstances ; elle a pour base les considérations suivantes. Nous avons vu que l'action principale du climat de montagne sur l'organisme était une action tonique, stimulante, mettant en jeu l'activité de tous les appareils, augmentant le travail de la nutrition. Les malades supportent parfaitement ce coup de fouet, ils s'habituent à cet entrainement, à cette stimulation permanente, qui les fait revivre, leur donne des forces et leur fait entrevoir la guérison. Il faut bien se rendre compte qu'un séjour d'hiver à l'altitude ne représente pas seulement un séjour dans un bon climat, mais surtout dans un climat actif. L'organisme n'est pas seulement baigné par le soleil, il ne jouit pas seulement d'une température agréable, il est maintenu dans un état constant d'activité et de stimulation par l'impression d'un air froid. Cet entrainement, cette excitation permanente ne sauraient se prolonger indéfiniment. Il arrive un moment où la fatigue se fait sentir ; une impression de lassitude succède au bien-être, il semble qu'on ait besoin de repos, l'appétit même diminue, et quelquefois les lésions pulmonaires se réveillent, montrant ainsi que l'organisme est près d'abandonner la lutte. Cette sorte de fatigue organique est éprouvée par les bien portants comme par les malades ; après quelques mois de séjour à la montagne, on soupire après la plaine où l'on retrouve des conditions plus normales d'existence ; le changement de climat procure alors un bien-être remarquable et amène une détente qui a souvent les plus heureux résultats. Il est exceptionnel de rencontrer des personnes qui peuvent séjourner un et deux ans sans interruption à l'altitude ; j'en connais cependant, et qui doivent leur guérison à ces séjours prolongés, mais la grande majorité des malades n'est pas dans ce cas. Quelques mois d'hiver leur suffisent, et le jour où l'on observe des symptômes de fatigue, ils n'ont plus rien à attendre de l'altitude, bien plus, le changement s'impose.

Le temps pendant lequel l'organisme supporte sans fatigue le climat de montagne varie beaucoup avec les individus et ne saurait être fixé d'avance ; c'est au médecin à savoir l'apprécier. En général, il ne faut pas trop se presser de conseiller le départ, et ne pas céder trop vite aux sollicitations des malades, qui, presque tous, dès le mois de mars, ont hâte de quitter la montagne ; le premier printemps est une saison dangereuse, et le changement à époque prématurée doit être entouré de précautions et ne se faire que dans des circonstances dont je parlerai plus loin.

J'ai voulu dans ces quelques lignes établir le fait que le séjour de l'altitude fatigue à la longue l'organisme et qu'il arrive un moment où il ne saurait être prolongé sans inconvénient. J'irai plus loin en disant que le retour à la plaine s'impose et devient le point de départ d'une nouvelle amélioration. J'ai observé ce fait un très grand nombre de fois ; je pourrais citer, par exemple, des malades qui, après trois mois d'un traitement très favorable à l'altitude, présentent les symptômes de fatigue dont j'ai parlé ; ils maigrissent, ils toussent davantage, quelquefois même ils ont de la fièvre. Le retour à la plaine est immédiatement suivi d'une amélioration nouvelle, l'état général redevient bon, l'appétit renaît et l'augmentation de poids prend des proportions qui n'avaient jamais été atteintes à la montagne ; il semble que l'organisme ait été définitivement entraîné par la cure d'altitude à un fonctionnement intense: les échanges nutritifs étant moins actifs à la plaine, l'engraissement devient rapide.

J'ai vu des nerveux qui, pendant un long séjour à la montagne, n'ont jamais pu, malgré un bon état général, augmenter d'une livre ; dès leur retour à la plaine, l'engraissement commençait et en quelques semaines prenait des proportions considérables. Je possède, sur un total de 180 malades, 28 observations prouvant d'une façon absolue que le retour à la plaine chez des malades qui, après avoir bénéficié de l'altitude, présentent des signes de lassitude, de fatigue organique, ne s'impose pas seulement parce qu'il leur évite une aggravation de leur état, mais aussi parce qu'il leur assure une grande amélioration.

On voit donc d'après ces considérations que je considère le climat comme un médicament dont il y a lieu de cesser l'administration quand son action est épuisée.

C'est, en général, au printemps que se pose la question du départ des malades ; je crois que la hâte que manifestent les malades à quitter la montagne à cette saison ne provient pas seulement de cette fatigue dont j'ai parlé, mais aussi du besoin naturel de l'organisme de chaleur, d'une vie dans une atmosphère douce. Nous sommes réglés d'après les saisons et nous ne saurions sans difficulté interrompre l'ordre de la nature et nous accommoder d'un été éternel, ou d'un hiver éternel ; nous refleurissons au printemps comme les plantes, et nous sommes appelés à faire en été des provisions de chaleur pour supporter les rigueurs de l'hiver. Or, le printemps à l'altitude est froid, la neige ne disparaît souvent qu'au mois d'avril et on n'a pas chaud avant le mois de juillet. Rien n'est pénible pour un organisme qui a passé l'hiver à la montagne comme de supporter ces froids interminables du printemps, alors qu'il aspire à jouir du réveil de la nature, d'une température sinon chaude, du moins douce qui lui permette d'abandonner ses fourrures et tous les moyens artificiels de réchauffement. Cette nouvelle circonstance intervient donc, et souvent d'une façon prédominante, pour motiver le départ des malades au printemps.

Malheureusement, la difficulté est très grande de leur donner à cette saison des conseils précis. Tout dépend, pour fixer leur départ, du climat qui les attend dans leur nouvelle résidence. Je m'occuperai dans le chapitre suivant de cette question; je ferai seulement remarquer ici que s'il y a beaucoup de raisons pour quitter l'altitude au début du printemps, il n'y en a pas moins pour éviter le séjour des villes ou de la plaine à cette saison. La grippe et les affections pulmonaires sévissent à ce moment et guettent le tuberculeux à chaque pas, et on en arrive à cette conclusion qu'il vaut souvent mieux prolonger jusqu'au mois de mai le séjour à l'altitude qui, tout en étant désagréable, n'offre pas de dangers que d'affronter à la plaine les rigueurs d'un printemps souvent mauvais.

d). Où aller en quittant la montagne? — Il

est souvent très difficile de répondre à cette question, et la réponse peut varier suivant une foule de circonstances. Pour ne pas me perdre dans les détails je l'envisagerai à un point de vue général.

Elle se présente dans deux circonstances très différentes. Dans le premier cas, il s'agit de malades qui ne supportent pas l'altitude ou à qui l'altitude fait du mal ; le choix de la nouvelle station dépendra de la saison, du tempérament du malade, ou encore de l'allure de la tuberculose et pourra se porter, par conséquent, soit sur le Midi, l'Algérie, l'Égypte, soit sur un sanatorium de plaine ou de faible altitude. Il faut se rappeler que les climats n'ont pas de vertu spécifique, qu'il suffit qu'ils soient bons et, qu'avant tout, le malade doit séjourner dans un sanatorium ; cette règle exclut malheureusement bien des régions dont le seul tort est de ne pas offrir aux malades les garanties d'un traitement bien dirigé.

Dans le deuxième cas se trouvent tous les tuberculeux qui, pour des raisons secondaires souvent, mais contre lesquelles il est difficile de lutter, quittent la montagne, améliorés sans

être guéris. Le départ se fait en automne pour
ceux qui ont passé l'été à l'altitude et au printemps pour ceux qui y ont passé l'hiver. J'ai
déjà parlé de l'avantage que les malades
avaient de descendre à la plaine après le mois
d'août, vers le 15 septembre par exemple. Ils
évitent la mauvaise saison à l'altitude et jouissent, à la plaine ou dans des stations d'altitude
inférieure, des derniers beaux jours de l'année ; au mois de novembre ils retourneront à
la montagne ou gagneront les plages enso-
leillées suivant les indications individuelles.
Le départ du printemps est le plus difficile
à bien diriger. La grande règle qu'il faut
avoir présente à l'esprit est la suivante : ne
jamais quitter un bon climat pour un mauvais.
Au premier abord elle semble facile à appliquer ;
mais, en réalité, il n'est pas toujours aisé d'apprécier au printemps les qualités comparatives
des différents climats. Les printemps sont sou-
vents très variables. Il faut éviter, en quittant
l'altitude, le séjour de la ville, le séjour de la
campagne dans des localités humides et mal
orientées. Il faut éviter le séjour des stations
dont le climat a la réputation d'être mou ; le

contraste du climat tonique et stimulant avec le climat mou de certaines régions du Sud-Ouest produit un effet déprimant sur l'organisme et peut avoir les plus mauvaises influences sur la marche de la maladie.

Du moment qu'en quittant la montagne on recherche les avantages du printemps, c'est-à-dire d'une température douce, il faut choisir soit dans un pays de montagne des localités situées dans les vallées, à très faible altitude et bien abritées, soit au voisinage des villes des localités saines et bien orientées. Enfin, j'estime que les malades quitteraient avec avantage en cette saison l'altitude pour le Midi; le climat en est tonique, le printemps chaud ; la transition de l'hiver à l'été se ferait ainsi dans les conditions les plus favorables.

Pour le séjour d'été la seule préoccupation qui doive guider le malade dans le choix d'une station, c'est d'éviter les fortes chaleurs. Nous retrouvons là les deux climats qui sont toujours à la tête des bons climats, le Midi et la montagne. L'idée de se rendre en été dans le Midi pour rechercher la fraîcheur peut paraître paradoxale ; et cependant les personnes qui en

ont fait l'expérience nous affirment que nos
plages méridionales jouissent en été d'un climat très agréable, et qu'on peut trouver dans
les hauteurs qui longent la côte tous les avantages d'un pays de montagne, ajoutés à ceux
de l'air de la mer. L'avenir se chargera de nous
dire si ces assertions sont exagérées, car actuellement il serait difficile de les faire partager à la plupart des malades.

Les pays de montagne se présentent donc
en tout premier lieu aux malades qui doivent
craindre les grandes chaleurs. L'altitude leur
assure à ce point de vue les plus grandes garanties; nous avons vu en étudiant le climat
de cette région que la température ne dépas-
sait qu'exceptionnellement 26°. Toutefois, il
faut se rappeler qu'en été l'altitude ne jouit
pas de tous ses avantages climatériques; le
temps y est variable et passe souvent par les
plus grands écarts; de plus les stations, qui
ont un sol trop perméable, ont une atmosphère
sèche, souvent chargée de poussières, dont la
respiration est pénible, beaucoup moins salutaire qu'en hiver. On peut dire qu'en été les
stations d'altitude, dont le sol, sans être hu-

mide, n'est cependant pas trop perméable et par conséquent dans un état de sécheresse absolue, sont de beaucoup préférables ; je l'ai constaté dans de nombreuses circonstances.

A quelque point de vue qu'on se place d'ailleurs, on peut dire qu'en été l'altitude ne doit plus être jugée comme climat ; on y retrouve sans doute, quoique atténués, bien des caractères qui s'observent en hiver, mais les éléments météorologiques s'y combinent de nouvelle manière, et j'ai bien démontré que le terme de climat ne doit être pris que dans une acception d'ensemble ; le seul élément qui ne varie pas, celui de la diminution de pression, est trop secondaire pour suffire à caractériser l'altitude et assurer à cette région des caractères permanents. Il n'y a plus de neige en été, plus de grands froids mêlés à une forte insolation. Du reste, l'expérience est là pour nous prouver que les malades ne bénéficient jamais de l'altitude autant en été qu'en hiver.

Aussi n'y a-t-il pas lieu d'imposer aux tuberculeux l'altitude de 1,500 mètres en été. On peut trouver dans un pays de montagne à des altitudes variées des localités qui jouissent d'une température égale et peu élevée; cela ne dépend plus que de leur orientation et de leur situation générale.

Je dois dire un mot du séjour, en été, dans les stations thermales. Beaucoup de malades se figurent qu'ils ont besoin, pour se fortifier, pour parfaire leur guérison, de faire une cure minérale, sulfureuse, arsenicale ou autre. J'avoue que, pour moi, le seul avantage de ces stations ne peut être que d'ordre général ; situées dans des pays de montagne, elles permettent une vie agréable et hygiénique dans un bon climat. Toutefois, il ne faut pas oublier que ces stations offrent à des malades délicats des plaisirs faciles et des occasions incessantes de s'écarter du régime régulier qui leur convient.

Quant à l'action thérapeutique des eaux sulfureuses, sulfatées ou arsenicales, je la considère comme très secondaire et je suis convaincu que souvent elle est loin d'être inoffensive. Nous ne savons pas exactement à quelles sortes de tuberculeux ces eaux conviennent, et nous savons certainement qu'elles peuvent faire du mal. Dans ces conditions n'est-on pas en droit d'agir avec beaucoup de prudence? Ces eaux ont, en général, comme effet d'augmenter l'expectoration; c'est le résultat que l'on recherche, résultat passager il est vrai, et qui serait suivi d'une grande amélioration. Jusqu'à quel point est-il utile d'augmenter l'expectoration des tuberculeux? Comment peut-on savoir si la congestion de l'appareil respiratoire se bornera à fortifier le poumon, à exalter la vitalité du tissu sain, ou si elle ne réveillera pas une lésion en voie de guérison? On peut comprendre, il est vrai, et c'est la base de la méthode, qu'une tuberculose chronique, torpide, puisse, à la faveur d'une congestion passagère qui réveillera la circulation ralentie du poumon, être modifiée, éliminer ses sécrétions et retrouver dans ce coup de fouet une occasion d'amélioration; mais ce n'est pas ainsi que se présentent les tuberculeux qui ont suivi le traitement hygiénique et en ont été améliorés. Leur amélioration est réelle, c'est-à-dire que la lésion pulmonaire a diminué, que son évolution s'est arrêtée, que l'expectoration est tarie; dans ces conditions,

on ne peut plus que souhaiter la disparition
définitive de l'expectoration, qui sera un signe
de guérison. Je crois que toute médication qui,
chez des malades de ce genre, augmente les
crachats est dangereuse ; j'ai constaté des faits
d'une évidence absolue dans lesquels une
tuberculose latente, appelée à guérir, a été
réveillée par le traitement thermal ; l'expectoration loin d'être d'ordre vulgaire était mani-
festement chargée de bacilles.

Je sais bien que tous les faits ne vérifient
pas cette manière de voir, et que bien des malades supportent sans en souffrir des cures de
ce genre. Mais, comme nous n'avons aucune
donnée scientifique précise qui puisse dicter
notre conduite, et qu'on ne saurait trop évoluer avec précaution en matière de tuberculose,
je crois qu'il vaut mieux, avant tout, se guider d'après un raisonnement logique.

———————

Nous avons vu dans les chapitres précédents
que, si quelques tuberculeux étaient appelés
à guérir en faisant dans une même station un

séjour prolongé, le plus grand nombre, pour des raisons de toutes sortes, devaient se résoudre à plusieurs déplacements, à plusieurs changements de climats avant d'arriver à une guérison, qui se fait souvent attendre plusieurs années. J'ai même laissé entrevoir que bien dirigés ces déplacements pouvaient être avantageux, en permettant aux malades en voie d'amélioration de bénéficier des avantages fournis par les différents climats. Je n'ai étudié dans ce travail que le climat d'altitude, mais les autres climats peuvent tous, selon les circonstances, présenter des indications, et intervenir par quelque côté dans l'amélioration des tuberculeux. A supposer même qu'il s'agisse d'un climat indifférent, sans caractère spécial, bien des malades peuvent s'y faire du bien en tirant parti du seul traitement hygiénique.

Ce qui manque pour faire face à tous ces desiderata, ce sont des établissements spéciaux, et tant que les malades seront abandonnés à eux-mêmes, leurs déplacements seront toujours livrés au hasard de leur bonne volonté. Sans doute on pourrait, en utilisant tous les sanatoria des pays étrangers, trouver une gamme logique d'indications et régler avec sécurité la succession, les étapes de séjours des tuberculeux. Mais, outre que nos compatriotes sont loin de trouver à l'étranger le genre de vie qui leur convient, les voyages éloignés sont toujours fatigants ou coûteux et ne peuvent convenir qu'au plus petit nombre.

Aujourd'hui que le séjour dans les sanatoria est en voie d'entrer dans nos habitudes, qu'il est accepté facilement par tous les malades, il est pénible de penser qu'il nous faut avoir recours à l'étranger et que ce n'est qu'au prix d'un voyage long et compliqué qu'on peut leur proposer le seul traitement utile. Nous n'avons en France qu'un sanatorium ; le climat en est admirable, la direction médicale en excellentes mains ; il manque malheureusement d'installations suffisantes et ne peut répondre à tous les besoins.

Il nous faut, je ne dirais pas un sanatorium, mais des sanatoria. Il nous faut un sanatorium de plaine ou d'altitude inférieure, il nous faut un sanatorium d'altitude, il nous faut un sanatorium dans le Midi. Nous pouvons, par un choix judicieux, trouver dans notre pays tous les climats qui répondent aux indications du traitement de la tuberculose; nos plaines, nos plages, nos montagnes ne le cèdent en rien à celles des autres pays. En toute saison, à toutes les phases de leur maladie, les tuberculeux pourront alors choisir le séjour qui leur convient, ne seront plus abandonnés à eux-mêmes et n'erreront plus à la recherche d'un traitement fantaisiste ou d'un climat spécifique.

Je n'ai eu d'autre but en entreprenant ce travail que d'apporter une contribution au traitement de la tuberculose, en montrant le parti qu'on pouvait tirer de l'altitude, et je serais heureux s'il pouvait attirer l'attention et éveiller la générosité de quelqu'un de nos compatriotes, qui serait assuré en nous construisant le sanatorium modèle de ne pas faire seulement une bonne œuvre, mais une bonne affaire.

VI

Quelques conseils pour la construction
d'un sanatorium d'altitude.

Je n'entrerai pas dans tous les détails que comporte l'installation d'un établissement de ce genre; d'une part, cette question mériterait de faire l'objet d'un travail spécial qui m'entraînerait trop loin, d'autre part, bien des points sont universellement acquis, et ont été exposés dans toutes les études qu'on a faites sur les sanatoria. Je me bornerai à donner quelques indications générales et quelques conseils, qui s'adresseront surtout à la construction d'un sanatorium de montagne.

a). *Situation générale.* — L'étude climatologique que j'ai faite de l'altitude me permet d'être bref sur cette question. Je ne saurais trop insister sur la nécessité de s'entourer de tous les renseignements et de données météorologiques sérieuses pour le choix d'une station d'altitude.

Les plus petits détails ont de l'importance ; des circonstances insignifiantes en apparence, et dont une exploration superficielle ne peut souvent pas apprécier l'importance, modifient la météorologie d'une région au point de rendre celle-ci inhabitable. Je citerai, par exemple, le fait que, dans un pays de montagne, les vents sont souvent déviés de leur direction primitive par des vallées, des contreforts montagneux éloignés ; c'est ainsi qu'un abri du côté du nord ne suffit pas toujours pour protéger une station du vent du nord. Si, au lieu de se prolonger du côté de l'est, la montagne est interrompue par une vallée, le vent du nord s'y engouffrera, changera de direction et soufflera du côté de l'est. On en pourrait dire autant de l'état hygrométrique qui varie beaucoup suivant les localités ; même à 1,500 mètres, on peut trouver des localités très humides en hiver. Une étude de la météorologie locale est absolument nécessaire, si l'on veut établir sur des bases sûres une station d'altitude.

Avant tout, il faut s'élever au-dessus de la zone normale des brouillards d'hiver ; l'altitude de 1,500 mètres me paraît indispensable dans les Alpes centrales. Ce n'est pas à dire qu'il doive en être de même sous toutes les latitudes. Il se pourrait que dans les Alpes méridionales qui sont soumises à un tout autre régime climatérique, les caractères du climat de montagne se manifestent à des altitudes différentes ; même le versant méridional des Alpes centrales jouit déjà d'un climat doux, beaucoup moins rigoureux, beaucoup plus sec, qui permettrait sans inconvénient la construction d'un sanatorium, soit à une altitude moyenne, soit à une altitude plus élevée. Tout ce que je puis dire, d'après les études que j'ai faites, c'est que dans les pays de montagne du centre de l'Europe, soumis au régime des vents humides d'Ouest, ce n'est qu'au-dessus de 1,400 mètres qu'on trouve, en hiver, ce que j'ai appelé la belle saison.

L'exposition au midi, l'abri absolu du côté du nord, la protection contre les vents d'ouest et autant que possible de l'est, le voisinage de forêts, l'éloignement de grandes sources d'humidité, sont autant de points sur lesquels je n'ai pas à revenir.

Je rappellerai qu'il est avantageux, pour la saison d'été, que le sol ne soit pas trop aride, trop desséché ; dans ces conditions, l'air ne sera pas trop sec et se chargera moins de poussières.

Enfin, j'estime qu'un sanatorium de ce genre ne doit pas être perdu dans les montagnes ; le voisinage de localités habitées, la facilité des communications sont indispensables pour éviter la monotonie, la tristesse d'un séjour d'hiver dans les neiges.

b). *Installations. Plan général.* — On peut concevoir de bien des façons le plan d'un sanatorium modèle ; suivant les pays, le climat, la situation générale, ce plan peut être modifié. Ce qui importe, c'est que le sanatorium réponde aux exigences de l'hygiène et permette l'application régulière du traitement hygiénique.

Un sanatorium doit-il se composer d'un bâtiment unique pouvant recevoir une centaine de malades environ, ou au contraire d'une série de pavillons isolés? Le système des pavillons isolés se recommande théoriquement pour beaucoup de raisons. Mais il est d'une application difficile ; il exige une étendue considérable de terrains et complique à l'excès le fonctionnement d'ensemble du sanatorium. Or, il est parfaitement possible de réunir dans une construction unique les conditions hygiéniques les plus minutieuses ; l'installation, si perfectionnée aujourd'hui, des systèmes de chauffage et d'aération entraînerait, si elle devait se répartir sur une série de pavillons isolés, des frais considérables. D'autre part, il n'y a pas lieu de redouter l'encombrement, résultant de la réunion d'un grand nombre de personnes sous un même toit; on peut installer des appartements vastes à un cinquième étage et en faciliter l'accès par un ascenseur ; du reste, la plupart des malades passant leur journée dans les galeries de cure, tous les inconvénients de l'agglomération disparaissent.

A l'exemple de Falkenstein, il me paraît utile de distraire la salle à manger du bâtiment d'habitation. Il faut se rendre compte qu'une salle à manger, pouvant contenir 100 personnes et devant présenter en même temps de bonnes conditions hygiéniques, prend des proportions considérables. Du moment qu'un des principaux buts qu'on cherche à atteindre est le retour de l'appétit, il faut éviter de le contrarier par des installations insuffisantes ; rien n'enlève l'appétit aux malades comme l'encombrement dans les salles petites, dont l'air est vicié et surchauffé. Il faut que la température d'une salle à manger soit peu élevée, que l'air en soit régulièrement renouvelé, que les fenêtres en puissent rester ouvertes pendant les repas, dès que les froids ne sont pas très rigoureux. Un pavillon spécial étroitement lié au bâtiment central peut seul répondre à tous ces desiderata.

La façade doit être rectiligne, et toutes les chambres s'ouvrir au midi, de façon à recevoir le plus de soleil possible. De larges balcons, couverts et abrités sur les côtés, des vérandas, sont très utiles et ont l'avantage de remplacer les fenêtres par des portes-fenêtres et de permettre une aération plus régulière des appartements.

Chauffage et aération. — La grande préoccupation de l'architecte d'un sanatorium doit être d'assurer une aération facile et permanente de tous les locaux en même temps qu'un chauffage régulier; il faut que les fenêtres puissent être ouvertes, que les systèmes de ventilation puissent fonctionner, sans créer des courants d'air et des inégalités de température. Dans un climat tempéré et doux ce résultat s'obtient facilement; il n'en est plus de même quand il faut lutter contre de grands froids et des vents violents. Par tous les temps, il faut que l'aération des chambres puisse être maintenue; ce n'est pas seulement un précepte hygiénique d'une grande importance; c'est une nécessité absolue. Les malades qui ont l'habitude de la vie en plein air ne peuvent pas, sans en souffrir, séjourner dans des locaux dont les fenêtres sont fermées et qui sont par conséquent mal aérés.

Le chauffage d'un sanatorium doit remplir la condition suivante : fonctionner régulièrement, sans interruption, et maintenir une température égale variant de 10 à 15° dans toutes les parties de l'établissement, malgré une bonne aération des chambres. Le système de chauffage par les murs, les planchers, c'est-à-dire de conduites de chaleur circulant dans l'épaisseur des murs, remplirait théoriquement les meilleures conditions ; toutefois il est d'une installation difficile et n'a pas encore été appliqué à de grands établissements.

On ne peut que recommander le système de chauffage par la vapeur à basse pression. Une chaudière centrale distribue la chaleur dans tous les locaux ; dans chaque chambre un appareil fournit régulièrement de l'air pur à une température de 16° environ. On évite ainsi les fortes chaleurs produites par les poêles, et les températures irrégulières des cheminées. Le seul défaut de ces appareils, c'est qu'ils deviennent en peu de temps des réservoirs de poussières, et qu'il est impossible de les nettoyer dans l'état où on les construit actuellement ; il y a là une modification indispensable à apporter à ce système de chauffage et qui pourrait être réalisée très simplement.

Nous avons vu qu'une bonne aération ne s'obtient qu'en laissant les fenêtres ouvertes. Malheureusement dans les montagnes, les vents, les froids, les brouillards ne permettent pas toujours de maintenir les fenêtres largement ouvertes, et l'on est obligé d'avoir alors recours à des artifices d'aération et de ventilation. Je ne vois pas la nécessité d'imposer aux malades le séjour dans des chambres remplies de brouillards ou dont la température est au-dessous de 0°. Quand la température extérieure s'abaisse à 15° au-dessous de 0° par exemple, les appareils de chauffage ne peuvent plus réchauffer les appartements, si les fenêtres sont ouvertes.

L'usage des doubles fenêtres est très avantageux ; c'est le seul moyen de s'opposer, par les grands froids, à un refroidissement considérable des chambres et d'y maintenir une température régulière, tout en permettant l'ouverture partielle qui suffit à la ventilation. Cette ouverture ne doit pas être trop large ; les impostes mobiles, par exemple, donnent des courants d'air froid désagréables et seront avantageusement remplacées par des carreaux perforés.

Les cheminées d'aération sont indispensables pour assurer l'évacuation de l'air vicié ;

elles peuvent s'ouvrir au niveau du plancher ou du plafond. La ventilation inférieure a l'avantage de permettre le chauffage régulier de la chambre ; l'air chaud qui se rend directement dans les régions supérieures ne peut, en effet, s'échapper par l'ouverture inférieure qu'après avoir circulé dans toute la hauteur de l'appartement. Dans le cas d'une ouverture au plafond, il s'échappe au contraire directement, sans réchauffer les parties inférieures. La ventilation supérieure n'a d'utilité que dans les grands locaux, salons, salles à manger, où l'air devient en quelques instants irrespirable par le fait de la grande agglomération des personnes ; s'il ne peut sortir que par une ouverture siégeant au niveau du plancher, on conserve tous les inconvénients de la respiration dans un air vicié. Il faut absolument une ouverture supplémentaire à la partie supérieure pour faciliter la sortie de l'air impur et surchauffé.

En somme, toutes les installations devant servir à l'aération et à la ventilation ne trouvent leur utilité que lorsque les fenêtres des appartements sont fermées. On voit, d'après ces quelques données, combien le problème de l'aération et du chauffage est important, et combien il mérite d'attirer l'attention et d'éveiller l'ingéniosité des architectes.

Eclairage. — L'éclairage d'un sanatorium doit être assuré par l'électricité ; il est vrai que, dans une chambre de malade dont les fenêtres sont ouvertes, le système d'éclairage a une importance restreinte; une lampe à huile ou à pétrole ne peut pas faire de mal dans une pièce bien aérée. Il n'en est plus de même pour les corridors, les salons, où les sources d'éclairage sont nombreuses et l'aération moins complète que dans les appartements ; la chaleur dégagée par les becs de gaz ou les lampes à pétrole est considérable, l'acide carbonique s'accumule, la pureté de l'air n'est plus qu'une illusion. La lumière électrique peut seule mettre à l'abri de ces inconvénients.

Ameublement. — La question de l'ameublement doit être envisagée à la fois au point de vue de la désinfection et au point de vue général de la pureté de l'air. Il faut que tous les meubles puissent être désinfectés; il faut proscrire tous ceux qui sont des réceptacles de poussières et tous ceux qui sont inutiles. Mais, de là à appliquer les recommandations données par beaucoup d'auteurs, il y a loin; si on les suivait à la lettre, une chambre de sanatorium ne serait plus qu'une cellule de prison; pas de rideaux, pas de tapis, pas de papiers au mur, pas d'étoffes; il ne resterait plus qu'à supprimer les couvertures de lit, les matelas, et à donner au malade une planche pour se coucher. On va beaucoup trop loin suivant moi dans cette crainte des bacilles. Nous savons aujourd'hui qu'il n'y a pas de bacilles dans les poussières d'un sanatorium bien tenu. Pour peu que le service des crachoirs soit bien organisé, on n'a plus à craindre de contagion.

J'estime qu'il faut donner aux malades qui doivent s'installer à demeure, séjourner plusieurs mois de suite dans un sanatorium, des appartements aussi confortables que possible. Comme il est en outre indispensable d'opérer une désinfection après leur départ, il faut que tous les objets puissent être, sans dommage, passés à l'étuve ou lavés au sublimé. Enfin, il faut supprimer tous ceux qui ne servent que d'ornements et ceux qui retiennent facilement les poussières. En tenant compte de ces nécessités, il n'est pas difficile de meubler les chambres d'une façon très suffisante ; de simples rideaux de cretonne sans franges, sans embrasses, qui sont remplacées par des crochets métalliques, des tapis mobiles que l'étuve ne peut pas abîmer, des meubles en bois verni faciles à laver, des chaises et fauteuils en jonc recouverts de coussins mobiles qui peuvent être portés à l'étuve, tels doivent être les éléments d'un mobilier qui ne rappelle pas, il est vrai, celui des habitations urbaines, mais qui n'en est pas moins confortable, tout en satisfaisant à toutes les lois de l'hygiène.

Il y a avantage à remplacer les papiers de tapisseries par des peintures, qui retiennent moins les poussières et qui permettent un lavage plus facile ; toutefois des murs peints donnent souvent à une chambre un aspect de nudité et une sensation de froid dont il faut tenir compte ; le choix des teintes, quelques ornements peuvent modifier cette impression.

Galeries de cure. — Les galeries pour la cure d'air sont une des parties essentielles de l'installation d'un sanatorium ; elles peuvent être isolées du bâtiment principal ou au contraire en faire partie et occuper toute la longueur du rez-de-chaussée. L'application de l'un ou l'autre de ces systèmes dépend du plan général. Quoi qu'il en soit, les galeries doivent être d'un accès facile, elles ne doivent pas être trop étendues et ne pas contenir plus d'une dizaine de chaises longues ; elles doivent être munies de fenêtres et de stores qui garantissent les malades soit du soleil, soit des vents violents et des rafales de neige. Enfin, elles doivent être bien exposées et recevoir en hiver les rayons du soleil jusqu'à son coucher. Chaque malade a à sa disposition une chaise longue, une petite table, un pupitre.

Outre les galeries de cure, des pavillons pour un ou deux malades peuvent être utiles ; on ne saurait trop multiplier et varier les installations de ce genre qui permettent de jouir de différents paysages et interrompent la monotonie du séjour.

Dans les stations de montagne, surtout celles

qui sont exposées à des courants d'air, et même dans les stations de plaine qui ne sont pas admirablement abritées, il serait de toute nécessité de pouvoir, suivant la direction du vent, modifier l'orientation des galeries. On n'a pas encore construit de galeries mobiles, et cependant il semble que le problème ne soit pas insoluble; il faut surtout que la solution soit pratique. La cure d'air en serait singulièrement facilitée dans tous les pays où l'atmosphère n'est pas dans un état de calme permanent.

Outre les galeries et les pavillons isolés, les malades peuvent utiliser, pour faire la cure, des vérandas ou des balcons; il est utile que toutes les chambres possèdent des balcons suffisamment vastes pour qu'on puisse y installer une chaise longue. Ils devront, comme les galeries, être recouverts d'un toit et protégés par des portes vitrées sur les côtés; ce n'est qu'à ces conditions qu'on peut se mettre à l'abri du courant d'air de façade et du refroidissement par rayonnement. Bien des personnes, pour des raisons souvent très naturelles, refusent le séjour dans les galeries et peuvent de cette façon s'isoler et faire leur cure dans des conditions aussi avantageuses.

c). *Dépendances*. — Un certain nombre de bâtiments accessoires viennent compléter l'organisation générale d'un sanatorium.

Il faut tout d'abord un pavillon d'habitation pour le médecin. Il faut des chalets pour les malades qui sont accompagnés de leur famille.

Le service médical doit ensuite avoir à sa disposition un laboratoire de recherches confié à un assistant spécial; sans parler des examens de crachats, indispensables, une foule de problèmes d'ordre bactériologique se posent journellement au sujet du traitement et de la guérison de la tuberculose. Sans doute, nous avons dit que le terrain avait plus d'importance que l'élément infectieux, et que le médecin devait être un clinicien avant d'être un bactériologiste; mais il n'en est pas moins probable que les bacilles sont, suivant les cas, très différents dans leur virulence; leur aspect, leur nombre ne sont pas toujours les mêmes, et leurs modifications coïncident souvent avec des modifications dans l'allure de la maladie.

L'application de la sérothérapie au traitement de la tuberculose ne portera des fruits que lorsque nous connaîtrons et lorsque nous saurons apprécier le degré de virulence des bacilles. De plus, on ne peut pas négliger aujourd'hui l'étude des infections secondaires dont l'importance s'affirme de plus en plus dans l'évolution de la tuberculose.

Ces recherches ne peuvent se faire que dans un laboratoire et ce n'est que dans un sanatorium qu'on peut trouver réunis tous les éléments de ces recherches.

Un pavillon d'isolement est indispensable pour le cas où se déclarerait une maladie contagieuse dans le sanatorium.

Il peut aussi être très utile d'isoler des cas graves qui souffrent souvent du voisinage de personnes peu malades.

Enfin, nous avons déjà parlé de l'utilité que pourrait avoir une dépendance située à une altitude moyenne et pouvant servir de station intermédiaire aux personnes qui redoutent le changement brusque de climat.

Le service de la désinfection doit faire partie du fonctionnement normal d'un sanatorium.

L'étuve ne doit pas seulement servir à désinfecter occasionnellement les étoffes des chambres après le départ des malades, elle doit servir concurremment avec la buanderie à assurer une désinfection régulière du linge de table, du linge de toilette et même de tout le linge de corps donné au blanchissage.

Le personnel du sanatorium doit être initié aux pratiques de la désinfection générale, de même qu'aux détails qui assurent journellement la plus grande propreté de l'habitation; les chambres doivent être faites en ayant soin de ne pas répandre de poussières dans l'atmosphère; les meubles doivent être essuyés et les poussières enlevées avec des linges humides. Il est utile que les balais et torchons soient immergés pendant la journée dans une solution de sublimé.

Le service des crachats est d'une importance de premier ordre; ce n'est qu'à la condition d'un nettoyage quotidien des crachoirs et d'une destruction des crachats, que l'agglomération des tuberculeux ne présente aucun danger pour les personnes en bonne santé; cette destruction peut se faire par des acides, mais de préférence dans un four spécial, par le feu ou l'ébullition dans une substance antiseptique. Je n'ai pas à insister sur l'utilité des crachoirs de poche, sur la nécessité de n'employer dans les chambres que des crachoirs recouverts d'un couvercle; ils sont adoptés aujourd'hui dans tous les sanatoria.

Je n'ai pas voulu donner dans ces quelques pages la description complète d'un sanatorium; je n'ai effleuré que quelques points d'une importance capitale qui doivent servir de base à l'installation d'un établissement de ce genre; j'ai voulu montrer quelles sont les principales conditions à remplir et les préoccupations primordiales qui doivent guider le travail de l'architecte.

d). *Organisation générale.* — Un vrai sanatorium doit recevoir tous les tuberculeux à quelque degré qu'ils soient de la maladie, sauf contre-indications spéciales; je dirai même que sa réelle raison d'être est de donner aux malades en pleine évolution, à ceux qui ne guériraient pas dans les conditions ordinaires de la vie, les moyens de suivre le traitement hygiénique et de profiter de tous ses avantages. Il perd le caractère de sanatorium, et n'est plus qu'un hôtel ordinaire, dès qu'il ne reçoit que les tuberculeux chroniques, les améliorés, les prédisposés, à plus forte raison, les voyageurs de passage.

Dans ces conditions, il semble naturel que l'organisation d'un établissement de ce genre doive être conçue de façon à répondre à toutes les exigences du traitement. Les malades, que leur état oblige à garder la chambre, doivent être assurés de recevoir tous les soins qui leur sont nécessaires; ils ne doivent pas être un embarras, un obstacle au fonctionnement régulier de la maison.

Ces principes, qui avaient été bien mis en lumière par ceux qui ont, les premiers, tenté de guérir les tuberculeux dans des établissements spéciaux, ne sont pas appliqués partout comme ils devraient l'être; et c'est pour cela que je crois utile de les rappeler à mon tour.

Le médecin doit être le maître, c'est là la base fondamentale de tout sanatorium sérieux. Il doit être libre de régler, comme il l'entend, non seulement le traitement, mais le régime et le genre de vie de ses malades. Il doit être libre d'organiser tous les services qui ont rapport au traitement, et doit avoir à sa disposition toutes les installations que réclament les pratiques du traitement hygiénique. On ne doit pas oublier que la cuisine est la pharmacie d'un sanatorium, et que le régime ordonné par le médecin a la valeur d'une ordonnance médicamenteuse. J'ai déjà dit que si la plupart des tuberculeux peuvent s'accommoder de toute nourriture, pourvu qu'elle soit bien préparée, il n'en est plus de même de ceux qui ont de la fièvre et de ceux qui souffrent des troubles digestifs de la dilatation stomacale ; ceux-ci ont besoin d'aliments spéciaux, préparés d'une façon spéciale, et le médecin doit pouvoir régler, comme il le juge convenable, tous les détails de leur alimentation.

Je crois inutile de multiplier les exemples et d'insister davantage sur des faits en général admis, mais qui sont souvent oubliés par les sociétés qui entreprennent la construction d'un sanatorium sans tenir compte de l'avis du médecin qui est appelé à y exercer.

VII

Statistique.

Les statistiques des sanatoria, si consciens-
cieusement qu'elles aient été établies, ne
reposent pas sur des bases assez solides pour
qu'on puisse les faire servir à juger avec précision la valeur du traitement hygiénique. Un
seul cas bien observé a plus de valeur que
les meilleures statistiques. C'est que dans un
sanatorium arrivent des malades de toutes les
catégories, à tous les degrés, présentant les
tempéraments les plus variés; les uns se soumettent au traitement et se préoccupent de
leur guérison; beaucoup sont insouciants et
n'obtiennent aucun résultat par leur faute.
Très peu de malades se résignent à un séjour
prolongé; la plupart se contentent d'une amélioration obtenue au bout de quelques mois;

enfin, il en est qui ne font que de courtes apparitions de quelques semaines. Dans certains établissements on refuse d'admettre les cas avancés, les formes fébriles, on renvoie tous ceux qui au bout d'un mois ne semblent pas s'améliorer, dans d'autres, au contraire, on ne craint pas de soigner les formes les plus graves.

Comment tenir compte, dans ces conditions variées, des chiffres de guérison signalés par une statistique ? On se tromperait surtout si, d'après ces chiffres, on voulait juger de la valeur comparative des différents sanatoria, des différents climats. Les sanatoria de montagne ne sont pas toujours des établissements fermés, réservés aux tuberculeux; ils sont plus qu'ailleurs visités par des prédisposés, des tuberculeux guéris, par tous ceux en un mot qui peuvent se départir de la vie réglée et des pratiques minutieuses du traitement hygiénique. Il n'en faut pas plus pour modifier le caractère d'une statistique.

Il est inutile de multiplier ces exemples; les chiffres des statistiques, envisagés au point de vue de la guérison de la tuberculose par le traitement des sanatoria, reposent sur des bases extrèmement fragiles. L'étude approfondie des cas isolés, dans le détail de laquelle une statistique ne peut pas entrer, aurait seule de la valeur. Une guérison obtenue dans un sanatorium sur un grand nombre de malades peut avoir plus de signification que les plus belles statistiques.

Il y a cependant un grand intérêt à étudier les faits dans leur ensemble, et à jeter un coup d'œil général sur les résultats qui s'observent dans un établissement fréquenté par un grand nombre de malades. Les chiffres donnent une représentation assez exacte de ce qui se passe dans un sanatorium; ils montrent la proportion des cas graves, de ceux qui s'améliorent, de ceux qui guérissent, et donnent une idée d'ensemble sur les résultats qu'on est appelé à obtenir. C'est à ce point de vue tout à fait général que je me place pour publier la statistique suivante.

Je ne signalerai naturellement que les cas de tuberculose; j'ai dit déjà dans le cours de ces études ce que je pensais du séjour de la montagne pour les bronchites chroniques, les affections cardiaques, etc. — J'ai soigné dans l'espace de deux ans, 180 tuberculeux. Sur ce nombre je trouve 44 morts, soit 24,4 p. 100, 41 cas stationnaires, soit 22,7 p. 100, et 95 cas améliorés ou guéris soit 52,7 p. 100. Sur ces 95 malades, il y en a 41 que je considère comme guéris et 54 qui sont appelés à guérir.

Les cas stationnaires représentent des malades qui, soit parce que leur séjour a été de trop courte durée, soit parce que leur maladie était déjà dans cette phase d'arrêt souvent si longue, n'ont pas vu leur état se modifier; ils peuvent donc se rapporter aussi bien à des formes graves qu'à des formes favorables.

J'ai placé ensemble les améliorés et les guéris, parce que l'amélioration, telle que je l'entends, doit aboutir à la guérison. J'estime en effet qu'un malade qui s'améliore, c'est-à-dire dont l'état général se transforme, dont les forces augmentent au point de lui donner les apparences de la santé la plus florissante, dont l'expectoration diminue, dont l'état local se modifie progressivement, est appelé à guérir, et que les échecs ou les accidents qui surviennent dans ces cas dépendent uniquement de fautes commises dans le traitement.

Par guéris, j'entends les malades qui n'ont plus d'expectoration et chez qui l'auscultation ne révèle plus de signes évidents de tuberculose; chez ceux qui étaient au début, la respiration peut reprendre des caractères normaux; mais ceux dont les lésions étaient avancées, à plus forte raison quand ils étaient porteurs de cavernes, peuvent conserver une diminution de la respiration, de la submatité, voire même des frottements.

On voit, d'après ces chiffres, que si l'on prend en bloc les tuberculeux qui vivent dans une station climatérique, sans tenir compte des circonstances individuelles, on en peut trouver au moins la moitié qui sont appelés à guérir, et je suis persuadé que cette opinion est partagée par la plupart des médecins de tuberculeux, et qu'elle leur paraîtra peut-être même au-dessous de la vérité.

Il y a deux grands faits indiscutables qui frappent tous ceux qui sont appelés à suivre de près dans un sanatorium le traitement des tuberculeux. En premier lieu, c'est l'absence

complète de complications inflammatoires qui
surviennent si habituellement à l'occasion de
refroidissements dans les tuberculoses aban-
données à elles-mêmes, et qui ne traduisent
en général que les progrès de la maladie : la
vie en plein air et le traitement hygiénique
évitent à coup sûr toutes ces phases aiguës.
Je n'ai pas observé un seul cas d'accidents de
ce genre ; les malades qui ne s'améliorent pas
restent stationnaires, ou bien leur état s'ag-
grave progressivement, sans passer par ces
épisodes de bronchites, pneumonies, pleu-
résies qui précipitent la marche de la tuberculose. Aussi peut-on dire que, même dans les
cas qui ne sont pas appelés à guérir, le traitement n'est pas inutile, il modifie la durée de
la maladie, il la prolonge.

Le deuxième fait à mettre en évidence, que
trahissent toutes les statistiques par le chiffre
énorme d'améliorations qu'elles constatent,
c'est l'influence immédiate du traitement sur
la marche de la maladie. Amélioration est
synonyme d'arrêt d'évolution ; il est vrai que
souvent l'amélioration n'est qu'apparente ; nous
avons vu qu'il faut se mettre en garde contre

ces améliorations artificielles, résultant de la suralimentation, qui ne modifient pas l'état des forces, les signes d'auscultation. Mais, en général, l'amélioration est réelle, l'évolution de la maladie est arrêtée, la lutte qui jusqu'alors s'était poursuivie au profit du bacille, change d'aspect ; le terrain se modifie, résiste à l'envahissement et est prêt à subir toutes les influences favorables qu'un traitement rationnel pourra mettre en jeu. Ce résultat est d'autant plus intéressant à noter que les malades envoyés dans un sanatorium sont, en général, des malades en évolution, de ceux qui vraisemblablement ne guériraient pas dans les conditions habituelles de leur existence.

Si l'on songe d'une part, que les tuberculeux qui guérissent sans être soumis à aucun traitement sont très nombreux (les cas de guérison dans les campagnes, et les autopsies faites dans les hôpitaux en sont la preuve), si d'autre part on considère, que la majorité des malades soignés dans un sanatorium s'améliorent ou guérissent, on arrive à la conviction que la tuberculose est loin d'avoir une évolution aussi fatale qu'on le croit généralement et que, le jour où l'on traitera avec méthode tous les tuberculeux, le jour où l'on saura varier le traitement d'une façon précise suivant les circonstances individuelles, le chiffre des guérisons deviendra considérable.

TABLE DES MATIÈRES

PREMIÈRE PARTIE
DE L'ALTITUDE
MÉTÉOROLOGIE ET CLIMATOLOGIE

DEUXIÈME PARTIE

CONSIDÉRATIONS GÉNÉRALES
SUR LA TUBERCULOSE
ET LE TRAITEMENT DES TUBERCULEUX

TROISIÈME PARTIE

DU TRAITEMENT DES TUBERCULEUX
A L'ALTITUDE

ÉVREUX, IMPRIMERIE DE CHARLES HÉRISSEY

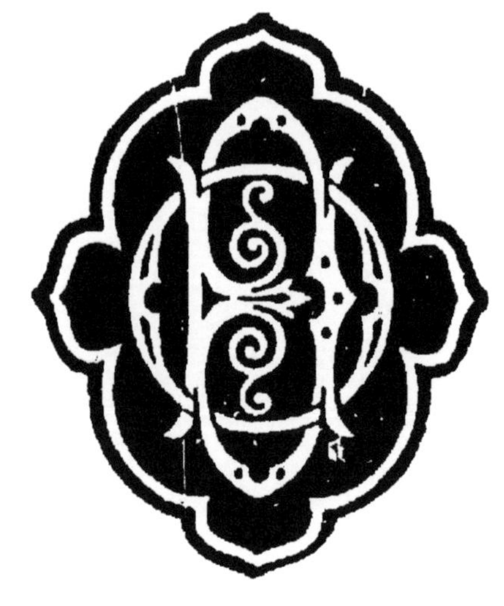